Sue Brayne & Peter F

Am Ende des Lebens

Ein Leitfaden für Angehörige und Freunde von Sterbenden

Wir stehen erst dann vor dem Tod,
wenn er unumstößlich vor uns steht.

Christine Longacre

Sue Brayne · Dr. Peter Fenwick

Am Ende des Lebens

Ein Leitfaden für Angehörige und Freunde von Sterbenden

In Zusammenarbeit
mit dem Fachbereich für klinische Neurowissenschaft
an der Universität von Southampton

Impressum

Sue Brayne & Peter Fenwick
In Zusammenarbeit mit dem Fachbereich für klinische Neurowissenschaft an der Universität von Southampton

Am Ende des Lebens. Ein Leitfaden für Angehörige und Freunde von Sterbenden

Titel der Originalausgabe:
Nearing the End of Life. A Guide for Relatives and Friends of the Dying
Text © 2018 Sue Brayne
Published by Brown Dog Books, United Kingdom

Aus dem Englischen übersetzt von Rita Höner

1. Auflage 2021

in der Mediengruppe Westarp
Kirchstr. 5 – 39326 Hohenwarsleben
www.westarp.de, www.westarp-bs.de, www.book-on-demand.de

ISBN: 978-3-86617-185-5

Satz und Layout: Stefanie Oeft
Illustrationen: Lina Wangerin
Coverbild: freepick
Druck und Bindung: Kühne & Partner Druck GmbH, Helmstedt
www.druckerei-kuehne.de, www.unidruck7-24.de

Printed in Germany.

Anmerkung der Übersetzerin und des Verlags: In diesem Buch wird die männliche Form der Ansprache verwendet. Dies ist ausdrücklich nicht diskriminierend zu verstehen und wir bitten alle Menschen, sich gleichermaßen angesprochen zu fühlen.

Gewidmet John Bowes
1921-2008

Ein Lehrer im Leben und im Sterben

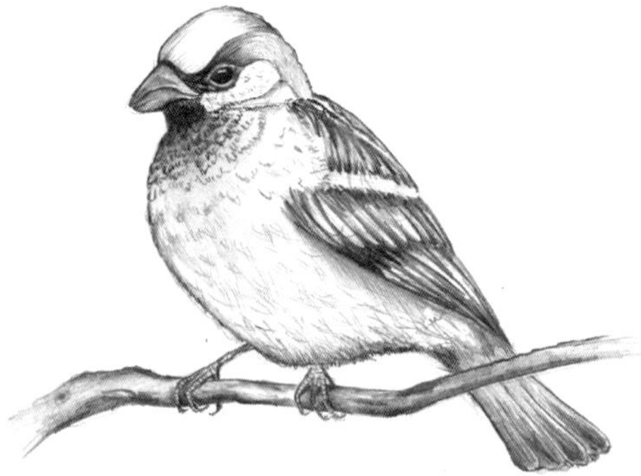

Unser herzlicher Dank gilt

Sara Woolley, Jane Winship, Clare Wilkinson, Judith Pigeon, Josefine Speyer, Denise Goode, Sally Nutbeem und David Lawson für ihre persönlichen Geschichten, sowie dem gesamten Pflegeteam am Kingsley House. Ein besonderes Dankeschön auch an das Team der Station „Fairview" am Krankenhaus von Cheltenham.

Elizabeth Fenwick und Mark Brayne für ihre Hilfe bei der Herausgabe und Produktion dieser Broschüre. Danken möchten wir auch Hilary Lovelace, Professor Peveler, Dr. Sam Parnia und seinem Team, der Belegschaft des Phyllis-Tuckwell- und des Princess-Alice-Hospizes sowie den Mitarbeiter*innen des Camden-Palliativ-Teams. Sie alle haben unsere Forschungen zu den Erfahrungen am Lebensende unterstützt.

Aufrichtigen Dank schulden wir auch der Aim-Stiftung und Ian Marks CBE DL für ihren großzügigen finanziellen Beitrag, mit dem Abfassung, Produktion und Vertrieb der englischsprachigen Originalausgabe dieser Broschüre gefördert wurden.

Inhalt

Einleitung

> ***Der Tod ist im Allgemeinen kein Zeitpunkt für angenehme Erfahrungen. Aber oft für heilende Erfahrungen.***
>
> ***Dr. Sherwin Nuland***

Willkommen zu *Am Ende des Lebens: Ein Leitfaden für Angehörige und Freunde von Sterbenden.* Wir hoffen, Ihnen damit in der schwierigen Zeit, in der ein geliebter Mensch im Sterben liegt, Halt und Anleitung geben zu können.

Der Tod ist ein emotionales Thema. In unserer modernen Kultur haben die meisten von uns kaum direkte oder persönliche Erfahrungen mit ihm. Infolgedessen wissen wir oft nichts über den Tod und das Sterben und begegnen beidem mit Angst. Anstatt sie als Teil unserer Lebenserfahrung zu akzeptieren, laufen wir vor ihnen davon.

Der vorliegende Leitfaden – der auf unseren Forschungen zu Lebensende-Erfahrungen beruht – beschäftigt sich mit dem körperlichen, emotionalen und spirituellen Ablauf des Sterbeprozesses und der Wirkung, die dies auf Sie als Angehöriger und Freund haben kann, vor allem dann, wenn Sie bis jetzt noch nie mit einem Sterbenden zu tun hatten. (Unter Spiritualität verstehen wir in diesem Zusammenhang die Suche nach Sinn, Absicht und Hoffnung.)

Wie wir auf den Tod reagieren, hängt von der Art unserer Beziehung zu dem Sterbenden ab. Zum Beispiel werden wir auf den Tod eines Kindes ganz anders reagieren als auf den Tod eines älteren Angehörigen. Der Tod eines guten Freundes oder einer guten Freundin wird uns vielleicht mehr berühren als der Tod eines nahen Verwandten. Den Tod des einen Elternteils betrauern wir möglicherweise mehr als den des anderen.

Wenn Sie wissen, was Sie zu erwarten haben, kann dies den Schrecken vor dem nehmen, was Sie sehen und erleben werden; es kann Ihnen helfen, eine positive, unterstützende Rolle zu spielen, wenn ein lieber Mensch sich dem Ende seines Lebens nähert.

Unser Leitfaden versucht, Antworten auf die folgenden Fragen zu geben:

- Warum haben wir so viel Angst vor dem Tod?
- Was brauchen Sterbende?
- Wie kann man einen Sterbenden – spirituell und emotional – am besten unterstützen?
- Was sollten Sie tun, wenn die Ärzte vorschlagen, lebensverlängernde Maßnahmen zu beenden?
- Was geschieht in der letzten Phase vor dem Sterben?
- Was geschieht im Augenblick des Todes?
- Was können Sie für sich selbst tun – vor, während und unmittelbar nach dem Tod des Menschen, den Sie begleitet haben?

Dieser Leitfaden informiert auch ganz praktisch darüber, wie wichtig es ist, gut zuhören zu können, an welchen Anzeichen Sie erkennen, dass der Tod kurz bevorsteht, und wie Sie darauf reagieren können. Am Schluss finden Sie unter dem Stichwort „Was Sie vielleicht bedenken müssen" einen hilfreichen Abschnitt für Angehörige sowie Anregungen für Freunde.

Das Zusammensein mit einem Sterbenden kann zutiefst befriedigend sein. Es kann Sie aber auch sehr aufwühlen und Sie auf eine Reise ins eigene Innere führen, die Ihre Lebenseinstellung verändert.

Und wie bei jeder Reise ist es weise, gut vorbereitet zu sein.

Was unser Leitfaden nicht anspricht

Er beschäftigt sich nicht mit einem plötzlichen Tod, dem Tod durch Suizid, Fragen nach dem besten Ort zum Sterben, Verlustgefühlen nach einem Todesfall, der Planung der Beisetzung oder den ethischen Implikationen der Euthanasie.

Er untersucht auch nicht, was mit uns nach dem Tod geschehen könnte oder ob es ein wie immer geartetes Jenseits gibt.

Unser Leitfaden möchte den Tod weder romantisieren noch festlegen, wie ein Tod „sein sollte". Der Tod ist eine zutiefst persönliche Erfahrung, beeinflusst von individuellen Überzeugungen und der persönlichen Geschichte. Jeder Sterbeprozess folgt einem eigenen Rhythmus und eigenen Gesetzmäßigkeiten.

Die Angst vor dem Tod

„Der Tod ist harte Arbeit. Er steuert den Prozess. Ich kann seinen Verlauf nicht beeinflussen. Alles, was ich tun kann, ist warten. Mein Leben wurde mir gegeben. Ich musste es leben, und jetzt gebe ich es zurück."

(Edelgard Clavey, gestorben im Januar 2004;
Auszug aus: Noch mal leben vor dem Tod, 2007)

Es ist eine traurige Tatsache, dass die meisten Menschen heutzutage den Tod nur aus zweiter Hand kennen – im Allgemeinen durch Romane oder Filme. Aber egal wie bewegend der Tod dort auch dargestellt wird: Es ist es etwas völlig anderes, ihn wirklich zu erleben.

Bis zur Mitte des 20. Jahrhunderts starben die meisten Menschen zu Hause, umgeben von ihrer Familie und ihrer Gemeinschaft. Der Tod war ein akzeptierter Bestandteil des Alltags, und ein hohes Alter war relativ selten.

Seitdem hat sich in der westlichen Welt die Beziehung zum Tod ziemlich verändert. Wir leben sehr viel länger, und die meisten von uns sterben im Krankenhaus, im Hospiz oder im Pflegeheim und nicht im Kreis der Familie zu Hause. Das bedeutet, dass bemerkenswert wenige von uns beim Tod eines Menschen dabei waren. Infolgedessen löst der bloße Gedanke an den Anblick eines Leichnams Angst und manchmal sogar Entsetzen aus.

Viele von uns betrachten den Tod und das Sterben deshalb nicht nur mit Schrecken; wir sind auch nicht darauf vorbereitet, uns mit den Themen zu beschäftigen, die auf uns zukommen, wenn ein lieber Mensch zu sterben beginnt. Wir wissen nicht, was wir zu erwarten haben, wie wir reagieren sollen oder wie wir dem sterbenden Angehörigen oder Freund die Unterstützung geben können, die er wirklich braucht.

Das gilt besonders, wenn jemand in einer medizinischen oder pflegerischen Einrichtung stirbt. Dort geschieht es leicht, dass man in medizinische und klinische Abläufe und Verfahren hineingezogen wird, bei denen die Verlängerung des Lebens im Vordergrund steht, und sich in den Wunsch verrennt, der Angehörige, die Freundin möge genesen, statt auf die wirklichen Bedürfnisse des oder der Sterbenden zu achten.

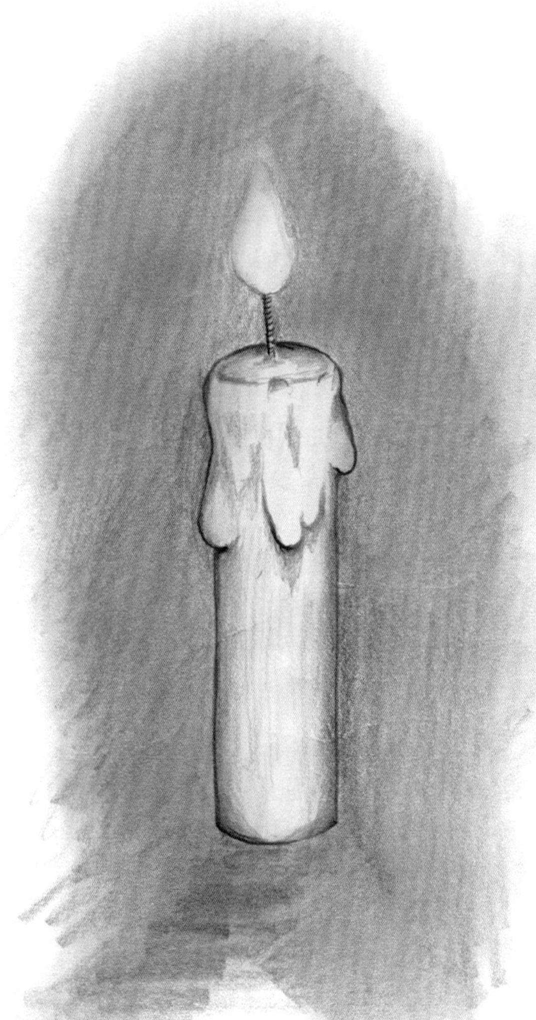

Der Tod als „medizinisches Versagen“

> ***Das Sterben kann nicht angenehm gemacht oder gut gehandhabt werden, wenn es nicht als solches anerkannt wird.***
>
> *Professor Allan Kellehear*

In unserer westlichen, wissenschaftsbasierten Kultur wird die Aufgabe des Arztes vor allem darin gesehen, Leben zu retten und zu erhalten. Infolgedessen gilt der Tod oft als medizinisches Versagen.

So wird der Sterbeprozess manchmal zu einer Art Wettbewerb im Vorgaukeln, statt eine sinnvolle spirituelle Entwicklung zu sein, bei der alle Beteiligten der Wahrheit ins Auge sehen und gemeinsam wachsen können.

Sogar Hospizen ist es manchmal unangenehm, die Aufmerksamkeit auf den Tod und das Sterben zu lenken. Hinweise auf den Tod werden im Allgemeinen am Schluss von Broschüren versteckt oder ganz unterlassen. Bei der Pflege am Lebensende geht es oft mehr um Schmerzkontrolle, Medikamente und Lebensverlängerung als um die Tatsache, dass der Patient sterben wird.

Statt also die Zeit zu haben, sich auf den Tod vorzubereiten, ist es zum Beispiel nicht unüblich, dass ein sterbenskranker Patient bis zu seinen letzten Atemzügen eine lebensverlängernde medizinische Behandlung erhält, etwa eine Chemotherapie.

Das Unterlassen des „T“-Worts kann für alle Beteiligten quälend sein.

Die Angehörigen wissen vielleicht, dass ihr lieber Mensch sterben wird, fürchten aber, die Dinge schlimmer zu machen, wenn sie darüber reden. Der Sterbende hat Angst, das Thema anzusprechen, weil er seine Angehörigen nicht beunruhigen möchte.

So wird der Tod zum „Elefanten im Raum“. Alle wissen, dass er da ist, tun aber so, als wäre es nicht der Fall.

Was brauchen Menschen, wenn ihr Leben zu Ende geht?

„Wenn du dem Ende entgegensiehst, fällt alles von dir ab, was nicht wahrhaftig ist. Du bist wahrhaftiger, als du je sein wirst, wahrhaftiger, als du je warst."

Walter Schels und Beate Lakotta,
Autoren von „Noch mal leben vor dem Tod", 2007

Der Sterbende braucht selbstverständlich eine angemessene Linderung seiner körperlichen Schmerzen. Aber er hat auch das, was wir seelische Bedürfnisse nennen könnten – er möchte gehört und umsorgt werden, dazugehören und emotional in Sicherheit sein. Er möchte verstanden und akzeptiert werden, wie jeder andere auch.

Manche Menschen haben das Glück, ihrem Sterbeprozess im Frieden mit sich selbst und ihren Lieben entgegenzusehen. Aber das ist nicht immer so. Manchmal haben Sterbende Angst oder sind verwirrt und können das, was sie fühlen oder brauchen, nicht äußern.

- Vielleicht haben sie Angst vor dem Tod.
- Vielleicht meinen sie, für Sie, ihre Familie oder die Gesellschaft eine Belastung zu sein.
- Vielleicht sind sie aufgebracht, weil sie sich vom Leben betrogen fühlen.
- Vielleicht fühlen sie sich verloren und alleingelassen und warten verzweifelt darauf, dass jemand sie fragt, wie es ihnen wirklich geht.
- Vielleicht sind sie wütend und fühlen sich von Gott im Stich gelassen.
- Vielleicht klammern sie sich an die Hoffnung auf eine wundersame Heilung.
- Sie haben das Gefühl, ihr Leben vergeudet zu haben, und trauern um verpasste Gelegenheiten.

- Vielleicht wollen sie unbedingt sterben.
- Vielleicht wollen sie Kontakt zu Ex-Partnern oder fremd gewordenen Angehörigen oder Freunden aufnehmen.
- Vielleicht wollen sie Dinge gestehen, die sich in der Vergangenheit zugetragen haben, oder um Vergebung bitten. Dies kann für die Angehörigen schmerzlich und aufwühlend, aber auch sehr heilsam sein.
- Vielleicht sind sie ohne rationalen Grund wütend auf Sie, das ärztliche und pflegerische Team oder die Welt insgesamt.
- Vielleicht vermissen sie Verwandte und Freunde, die nicht bei ihnen sein können.

Wenn Ihr Angehöriger oder Freund ängstlich oder ungehalten wird und Sie das Gefühl haben, damit nicht umgehen zu können, sollten Sie mit dem Pflegeteam sprechen. Der Sterbende selbst wird Ihnen vielleicht nicht genau sagen können, was mit ihm los ist. Möglicherweise fällt es ihm selbst schwer, sein Verhalten zu verstehen. Aber vielleicht ist er bereit, mit einer Krankenpflegerin, einem Seelsorger, dem Mitglied eines ehrenamtlichen Besuchsdienstes oder einem speziellen Freund zu sprechen.

Seien Sie auf jede Ihnen mögliche Weise für den Sterbenden da, aber achten Sie darauf, sich selbst nicht zu überfordern. Es kann sein, dass es für Sie in Ordnung ist, mit dem Sterbenden allein zu sein. Es kann aber auch sein, dass Sie dazu Gesellschaft wollen und brauchen. Seien Sie sich jedoch bewusst, dass der Gedanke, sich längere Zeit bei einem sterbenden Angehörigen aufzuhalten, manche engen Familienmitglieder zu sehr aufwühlen kann.

Sich persönlich von dem Sterbenden zu verabschieden, ist für jeden ein wichtiger Vorgang. Ängstliche oder verunsicherte Angehörige werden ihre Befürchtungen oft überwinden, wenn sie einfühlsam ermutigt und unterstützt werden; später wird es sie trösten, diesen Schritt getan zu haben.

Mit dem Sterbenden über den Tod und das Sterben sprechen

Wenn das Ende naht, möchten die meisten Sterbenden einen Schlussstrich ziehen und die Situation sachlich behandeln. Trotzdem habe ich Familien erlebt, die den bevorstehenden Tod komplett leugneten und sich weigerten, sich an irgendetwas zu beteiligen, das nach der Erledigung geschäftlicher Angelegenheiten klang. „Nein Papa, das überlebst du. Von einem Testament oder Versicherungspapieren wollen wir nichts hören." Und die Familie lässt die ganz realen Bedürfnisse des Sterbenden, die finanziellen Angelegenheiten zu regeln, außer Acht.

Megory Anderson,
Autorin von Sacred Dying

Im Allgemeinen weiß der Sterbende, was mit ihm geschieht.

Aber wenn er das Gefühl hat, Angehörige und Freunde kämen mit der Wahrheit nicht zurecht, fällt es ihm möglicherweise schwer, über das zu sprechen, was er erlebt, oder um das zu bitten, was er möchte oder braucht. Er fühlt sich isoliert und einsam und weiß nicht, wie er den anderen ansprechen oder sich verabschieden soll.

Wie also kann ein sinnvolles Gespräch zustande kommen?

Gelegentlich hilft der Sterbende indirekt nach und stellt „Testfragen", mit denen er die Bereitschaft des anderen prüft, sich auf ihn einzulassen.

Er fragt Sie zum Beispiel: „Was meinst du, was mit dir passiert, wenn du gestorben bist?", oder: „Glaubst du, es gibt ein Leben nach dem Tod?", oder: „Meinst du, dass es Gott wirklich gibt?"

Es kann auch sein, dass Sie selbst das Thema „Tod" bei Ihrem Angehörigen oder ihrer Freundin ansprechen wollen, aber nicht wissen wie, insbesondere dann, wenn der Tod nie zuvor erwähnt wurde.

Einer der einfachsten „Türöffner“ ist die Frage, wen Sie für Ihren Freund oder Angehörigen benachrichtigen sollen, wenn er sehr schwer krank werden sollte. Das vermittelt ihm, dass Sie wissen, dass er sich möglicherweise nicht erholen wird, und dass Sie bereit sind, darüber zu sprechen. Es gibt ihm auch den Freiraum zu entscheiden, ob er darauf reagieren möchte oder nicht.

Wenn Sie sich noch nicht ganz zu einer solchen Unterhaltung bereit fühlen und in einem Krankenhaus-, Hospiz- oder Pflegeheim-Umfeld sind, sollten Sie das Pflegeteam ansprechen, das Sie auf geeignete Weise unterstützen kann.

„Heiners Freunde wollten ihn nicht traurig sehen und versuchten, ihn abzulenken. Sie sahen sich mit ihm Fußballspiele an, so wie sie es immer getan hatten: Sie kauften Bier, Zigaretten, machten ein bisschen Party-Stimmung. Einige sagten beim Gehen sogar: ‚Gute Besserung‘, und: ‚Hoffe, du bist bald wieder auf dem Damm, Kumpel‘!“

„Aber keiner fragte mich, wie ich mich fühlte. Kapieren sie es nicht? Ich werde sterben.“

(Aus: Noch mal leben vor dem Tod, 2007)

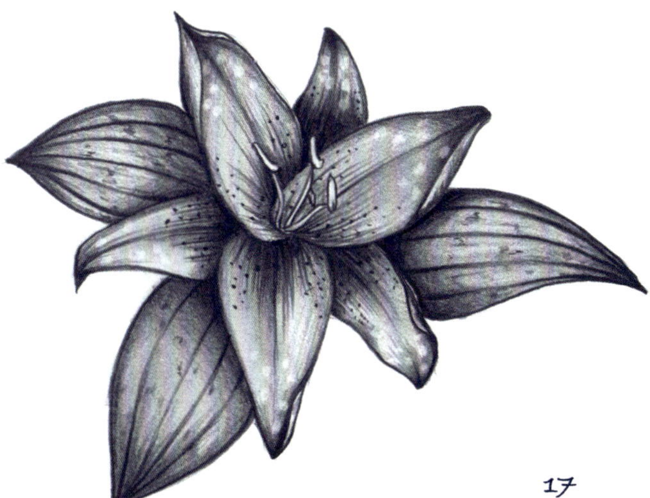

Gut zuhören

Das größte Geschenk, das Sie einem Sterbenden machen können, besteht darin, ihm zuzuhören.

Hier ein paar goldene Regeln für gutes Zuhören, die Ihnen helfen können, ein Gespräch in Gang zu bringen:

Seien Sie respektvoll: Ungeachtet unserer religiösen oder spirituellen Überzeugungen weiß niemand von uns wirklich, was nach dem Tod geschehen wird. Deshalb ist es wichtig, dass wir dem anderen nicht unseren Standpunkt aufdrängen. Er ist es, der stirbt. Unsere Aufgabe ist es, dabei zu sein, nicht, zu urteilen.

Seien Sie aufrichtig: Oft wollen wir in schwierigen Situationen unbedingt das „Richtige" oder etwas besonders Kluges sagen. Oder wir leugnen, was geschieht, oder machen einen Scherz darüber. Obwohl solche Reaktionen durchaus verständlich sind – der Humor spielt eine wichtige Rolle, selbst beim Tod -, ist das Sterben ein intensiver Prozess, der nichts anderes erfordert, als dass wir präsent sind und vielleicht eine Hand halten. Dass wir uns offen und aufrichtig mitteilen, kann für den Sterbenden sehr befreiend und beruhigend sein.

Zugewandte Körpersprache: Haben Sie keine Angst, Ihrer Angehörigen oder Freundin in die Augen zu sehen. Seien Sie wach und aufmerksam für das, was sie Ihnen sagt, und wie sie es sagt. Achten Sie auf den Ton ihrer Stimme und Veränderungen der Gesichtsfarbe; ihre Bereitschaft, sich auf Sie einzulassen; ihre Bereitschaft, Ihren Blick zu erwidern.

Spricht der Sterbende aus, was er wirklich meint? Bittet er Sie mit seiner Körpersprache um etwas, das er mit Worten nicht äußern kann? Ermuntern Sie ihn, auszusprechen, was er wirklich meint.

Versuchen Sie, Ihre eigenen Gedanken zurückzustellen. Es passiert leicht, dass Ihre Gedanken über diesen Menschen, Ihre Angst vor seinem Tod oder irgendetwas anderes, das Ihnen gerade in Ihrem Leben Sorgen oder Kummer bereitet, Ihre Aufmerksamkeit kapert.

Vielleicht sind Sie auch peinlich berührt von dieser Art emotionaler Nähe, oder fürchten, Ihren Angehörigen oder Freund weinen zu sehen oder hilflos und verletzlich zu werden. Atmen Sie langsam, um sich zu beruhigen.

Erden Sie sich und spüren Sie, wie fest Ihre Füße auf dem Boden stehen. Das hilft Ihnen, präsent zu sein und das Geschehen zu akzeptieren.

Verwenden Sie offenen Fragen: zum Beispiel Wie, Wann, Wo, Wer, Was und Warum (seien Sie mit dem Warum ein bisschen vorsichtig, es kann anklagend oder zudringlich klingen). Offene Fragen vermitteln die Botschaft, dass Sie mit Ihrer Aufmerksamkeit bei Ihrer Angehörigen oder Freundin sind, und ermuntern sie dazu, freimütig zu sprechen.

Verwenden Sie direkte Fragen: Fragen wie: „Hast du Angst zu sterben?" oder: „Was fürchtest du beim Sterben?" bieten die Möglichkeit zu einer ehrlichen Kommunikation. Aber Mut kann nötig sein, um solche Fragen einem Menschen zu stellen, der Ihnen sehr am Herzen liegt.

Verwenden Sie indirekte Fragen: Eine sanftere Methode ist die Verwendung einer indirekten Frage, etwa: „Ich frage mich, ob es irgendetwas gibt, über das du mit mir reden möchtest", oder: „Beunruhigt dich etwas, über das du mit mir sprechen möchtest?", oder: „Was kann ich jetzt tun, um dir zu helfen?" Das gibt Ihrem Angehörigen oder Freund die Wahl, ob er antworten oder Nein sagen möchte. Jemandem eine Wahl geben bedeutet, ihm Macht zuzugestehen. Selbst wenn er anfangs nicht antwortet, weiß er, dass die Tür offen ist, wenn er später darüber sprechen möchte. Indirekte, erkundende Fragen senden das Signal aus, dass man mit Ihnen reden kann, ohne sich emotional auf unsicheres Terrain zu begeben, und dass Sie für den anderen wichtig sind.

Lenkende Fragen: Sie können auch behutsam lenkende Fragen stellen, um herauszufinden, wie der andere sich fühlt, zum Beispiel: „Wenn du ernsthaft krank wirst, würdest du dann wollen, dass ich für dich da bin?", oder: „Welche medizinische Hilfe würdest du wollen, wenn du krank wirst?", oder: „Hast du schon einmal darüber nachgedacht, was du mit deiner Habe machen möchtest?", oder: „Hast du überlegt, was für eine Art von Gottesdienst du bei deiner Beisetzung haben möchtest?" Bei all dem hat der Sterbende die Wahl, ob er antworten möchte oder nicht.

Verwenden Sie kurze Aussagen: Auch sie können tröstlich sein. Sie könnten zum Beispiel sagen: „Wenn jemals eine Zeit kommt, in der du über etwas sprechen möchtest, oder in der du Angst hast, dann bitte sag es mir." Dies gibt Ihrem Angehörigen oder Freund die Erlaubnis, dann über ein Thema zu sprechen, wenn er den Zeitpunkt für richtig hält, ohne dass sofort etwas von ihm erwartet wird.

Weinen ist in Ordnung: Weinen ist eine natürliche Reaktion auf emotional aufgeladene Situationen. Der Mut, Ihren Kummer zum Ausdruck zu bringen, kann eine ausgesprochen heilende Wirkung auf Ihre Beziehung haben und gibt auch Ihrer Angehörigen oder Freundin die Erlaubnis, um das Leben zu trauern, das sie hinter sich lässt.

Glauben Sie nicht, Sie müssten ständig reden. Einfach still am Bett sitzen ist wichtig und kann oft überraschend einträchtig sein.

Lebensrückblick

Viele Menschen, die dem Tod nahe sind, stellen fest, dass ein Rückblick auf ihr Leben ihnen hilft, dem, was in ihm geschehen ist, eine neue Gültigkeit zu verleihen. So kann es sehr heilsam sein, alte Briefe und Fotoalben mit ihnen durchzugehen.

Manche setzen sich klare Ziele, die sie noch zum Abschluss bringen wollen, und brauchen dafür möglicherweise Hilfe.
Andere beginnen vielleicht, ihre religiösen oder spirituellen Überzeugungen zu hinterfragen. Oder sie finden Trost in einem alten oder neuen Glauben.

Der Sterbeprozess

Es gibt bestimmte Anzeichen, die darauf hinweisen, wann Krankheit oder hohes Alter in die Vorbereitung auf den Tod übergehen.

- **Körperliche Veränderungen:** Diese Veränderungen sind Teil des Alterungsprozesses. Die Haut wird papierdünn und fahl; auf den Händen, den Füßen und im Gesicht erscheinen dunkle Altersflecken. Auch das Haar wird dünn, und der Mensch wird kleiner. Die Zähne verfärben sich oder bekommen dunkle Flecke.
- **Die Außenwelt schrumpft** – bis der Sterbende das Haus oder sein Bett nicht mehr verlassen will.
- **Mehr Schlaf:** Die Schlafphasen nehmen zu. Das kann Angehörige beunruhigen, aber es ist wichtig zu verstehen, dass körperliche Bewegung Menschen, die dem Tod nah sind, erschöpft; sie wenden ihre gesamten Anstrengungen dafür auf, am Leben zu bleiben. Es kann sein, dass sie, je näher das Ende kommt, immer häufiger zwischen bewussten und unbewussten Zuständen wechseln.
- **Der Appetit schwindet:** Der Körper weiß, dass er keinen Brennstoff mehr braucht, um am Laufen gehalten zu werden; Sterbende verlieren oft den Wunsch zu essen oder zu trinken. Es kann sein, dass sie abnehmen, manchmal ziemlich schnell. Es ist wichtig, jemanden, der nicht mehr essen und trinken will, nicht dazu zu zwingen. Fragen Sie das Pflegeteam um Rat.
- **Ungewohnte Formulierungen:** Es kann sein, dass der Sterbende anfängt, davon zu sprechen, dass er „weggeht“, „wegfliegt“, „nach Hause geht“, „nach Hause gebracht wird“, „abgeholt wird“, „in Urlaub fährt“ oder irgendeine Reise unternimmt. Vielleicht beginnt er auch, in Vorbereitung auf ein letztes Lebewohl den Pflegekräften und der Familie seinen aufrichtigen Dank zu zeigen.
- **Besondere Bedürfnisse:** Vielleicht möchte der Sterbende etwas Spezielles, zum Beispiel einen besonderen Ort besuchen, oder von seinen Lieblingsblumen umgeben sein, oder bestimmte Musik hören, oder die Familienfotos in der Nähe haben, oder Kontakt zu jemandem aufnehmen, der in seinem Leben wichtig war.

Josefines Geschichte

Mein Vater drängte meine Mutter zu essen, aber sie wollte nicht. Sie sagte ihm: „Ich brauche nicht mehr zu arbeiten." Er akzeptierte das, denn der Versuch, einem Sterbenden Essen aufzuzwingen, ist so, als würde man eine verdorrende Pflanze wässern.

Meist schlief sie. Aber gelegentlich wurde sie unruhig, bedrückt und sehr ängstlich, was ihr das Atmen erschwerte, obwohl sie Sauerstoff bekam. Ihre Angstattacken waren, als würde sie Wehen bekommen – und es waren schmerzhafte Geburtswehen.

Wir setzten sie auf. Mein Vater sah ihr in die Augen und sagte zu ihr: „Du bist mein Engel, du wirst immer mein Engel sein!"

Sie lächelte ihm leise zu, und dann beruhigte sie sich und legte sich auf ihr Kissen zurück.

Irgendwann konnte sie nicht mehr sprechen, aber sie vermittelte uns, dass sie aus dem Fenster auf die Bäume und die Parklandschaft sehen wollte, die das Krankenhaus umgaben.

Wir bewegten ihr Bett zum Fenster, und sie brachte den Willen und die Energie auf, sich mehrere Minuten auf die Bettkante zu setzen und auf diesen Park zu schauen.

Dann sank sie friedlich in ihr Bett zurück. Am nächsten Abend starb sie. Mein Vater, meine Schwester und ich saßen an ihrem Bett, er leicht über sie gebeugt, und dabei erzählte er uns, wie sie sich kennengelernt hatten.

Lebensende-Erfahrungen

Der Patient wollte, dass jede sich auf eine Seite seines Bettes stellte, denn er wollte uns dafür danken, dass wir uns um ihn gekümmert hatten. Er sah dann über meine Schulter Richtung Fenster und sagte: ‚Wartet, ich bin gleich bei euch, ich möchte mich nur noch bei diesen Schwestern bedanken, die sich um mich gekümmert haben.' Der Patient wiederholte das noch ein paar Mal, und dann starb er.

Peter Fenwick und Elizabeth Fenwick
Autoren von „Die Kunst des Sterbens", 2021

Die Scheidelinie zwischen äußerer und innerer Welt kann zum Lebensende hin sehr dünn sein. Aus der Forschung wissen wir heute zum Beispiel, dass Menschen sich in der Nähe des Todes oft von einem geradezu organischen Prozess dazu aufgerufen fühlen, ungeklärte Angelegenheiten aus ihrer Vergangenheit anzugehen und zu Ende zu bringen, vor allem wenn sie Familienangehörige betreffen.

In den Wochen oder Tagen vor dem Tod ist es auch nicht ungewöhnlich, dass der Sterbende davon spricht, er würde von verstorbenen Verwandten, Freunden, Gruppen von Kindern, religiösen Gestalten oder sogar seinem Lieblings-Haustier „besucht". Er sagt dann, diese Erscheinungen seien gekommen, um ihn „abzuholen" oder ihm beim Loslassen zu helfen.

Es kann auch sein, dass der Sterbende sagt, er würde sich in eine „Realität" hinein und wieder aus ihr heraus bewegen, und beschreibt Bereiche aus anderen Welten. Vielleicht spricht er davon, sich auf eine Reise zu begeben, oder starrt plötzlich in eine Ecke des Zimmers, oder wendet sich zum Fenster und wirkt verwundert, froh oder nachdenklich.

Auch wenn der Sterbende halb bewusstlos ist und mit den Anwesenden nicht mehr kommunizieren kann, kann es so aussehen, als würde er die Arme ausstrecken, nach etwas greifen und es dann erstaunt zwischen seinen Fingern spüren. Oder er erweckt den Eindruck, als würde er ganz intensiv nachdenken, so als würden ihm Informationen „gezeigt“, die er noch nie in Erwägung gezogen hatte. Der Sterbende und Menschen, die ebenfalls zugegen sind, beschreiben diese Lebensende-Erfahrungen im Allgemeinen mit positiven, beruhigenden Worten, etwa als aufbauend, tröstlich, einladend, ermutigend, wunderschön, vorbereitend.

Es ist nicht bekannt, wie viele Sterbende solche Visionen und Erlebnisse haben. Forschungen deuten indes darauf hin, dass sie in allen Kulturen und Religionen vorkommen, im Allgemeinen in einem Zeitfenster von Wochen, Tagen oder Stunden um den Tod herum.

Allerdings werden wahrscheinlich viele Lebensende-Erfahrungen nicht berichtet, entweder weil der Sterbende fürchtet, als verwirrt oder verzweifelt zu gelten, oder weil er glaubt, man würde ihm Medikamente geben, damit sie aufhören.

Pflegende bewahren möglicherweise Stillschweigen über sie, weil sie meinen, es wäre unprofessionell, über solche Dinge zu sprechen. Oder sie haben einfach keine Zeit, sich länger bei dem Sterbenden aufzuhalten, und bekommen die Erlebnisse deshalb nicht mit.

Die Angehörigen sprechen bei den Pflegekräften, der Familie oder Freunden die Erlebnisse nicht an, weil sie fürchten, Spott und Skepsis zu ernten.

Trotzdem weist unsere Forschung darauf hin, dass Lebensende-Visionen und Träume für Sterbende eine tiefgehende Bedeutung besitzen und ihnen helfen, ihren Sterbeprozess zu akzeptieren.

Egal ob Sterbende uns von einem flüchtigen Blick in die nächste Welt oder dem Gespräch mit Personen berichten, die wir nicht sehen können – wir sollten uns extrem glücklich schätzen, wenn es geschieht.

Wenn wir nicht fälschlicherweise annehmen, sie seien „verwirrt", wird wahrscheinlich ein Teil ihrer Hochstimmung auf uns überspringen.

Denn wir erleben das flüchtige Verschmelzen zweier Welten, die ansonsten streng getrennt und füreinander unzugänglich sind.

Dieses Verschmelzen meine ich mit „Spiritualität des Todes".

L. Stafford Betty
Auszug aus „Are They Hallucinations or are They Real?" Omega, 2006

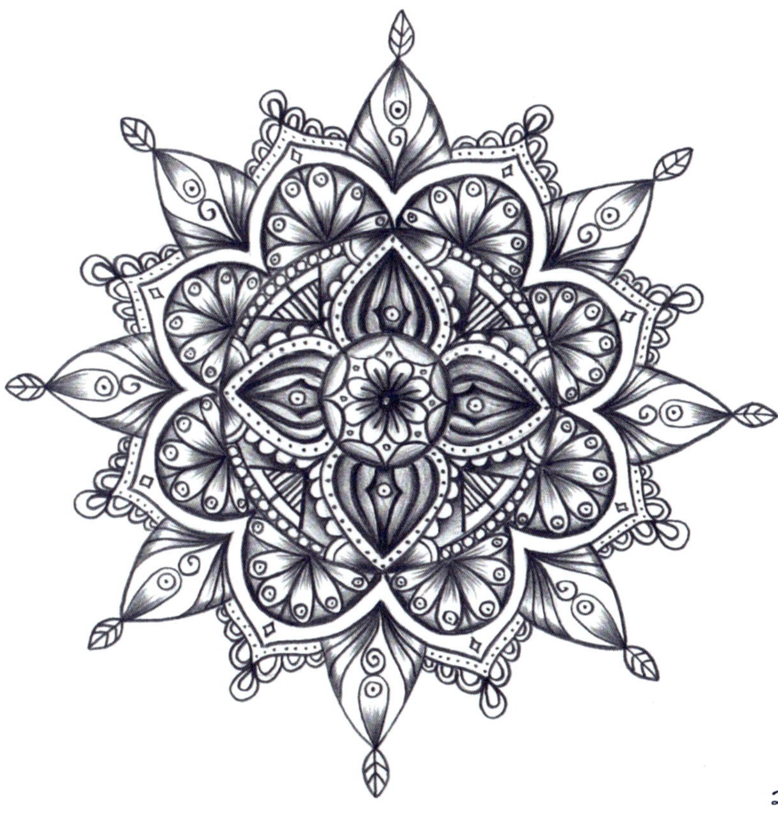

Lebensende-Erfahrung oder Halluzination durch Medikamente?

Der Unterschied zwischen echten Lebensende-Erfahrungen und Halluzinationen, die durch Medikamente ausgelöst werden, ist für das Pflegeteam und die Patienten eindeutig.

Personen mit medikamentös induzierten Halluzinationen beschreiben, dass die Tapete sich bewegt, der Teppichboden sich wellt, Insekten die Wände hochkrabbeln, merkwürdige Tiere über den Fußboden laufen oder Teufel oder Drachen im Licht tanzen.

Sie zupfen an ihren Bettlaken oder in der Luft herum und schlottern. Diese Halluzinationen werden im Allgemeinen eher als lästig denn als erschreckend erlebt, und die Ärzte können sie mit Medikamenten steuern.

Menschen mit Lebensende-Erfahrungen dagegen scheinen durch diese Erlebnisse Ruhe und Frieden zu finden. Sie scheinen dem Sterbenden zu helfen, die physische Welt loszulassen und die Angst vor dem Sterben zu überwinden.

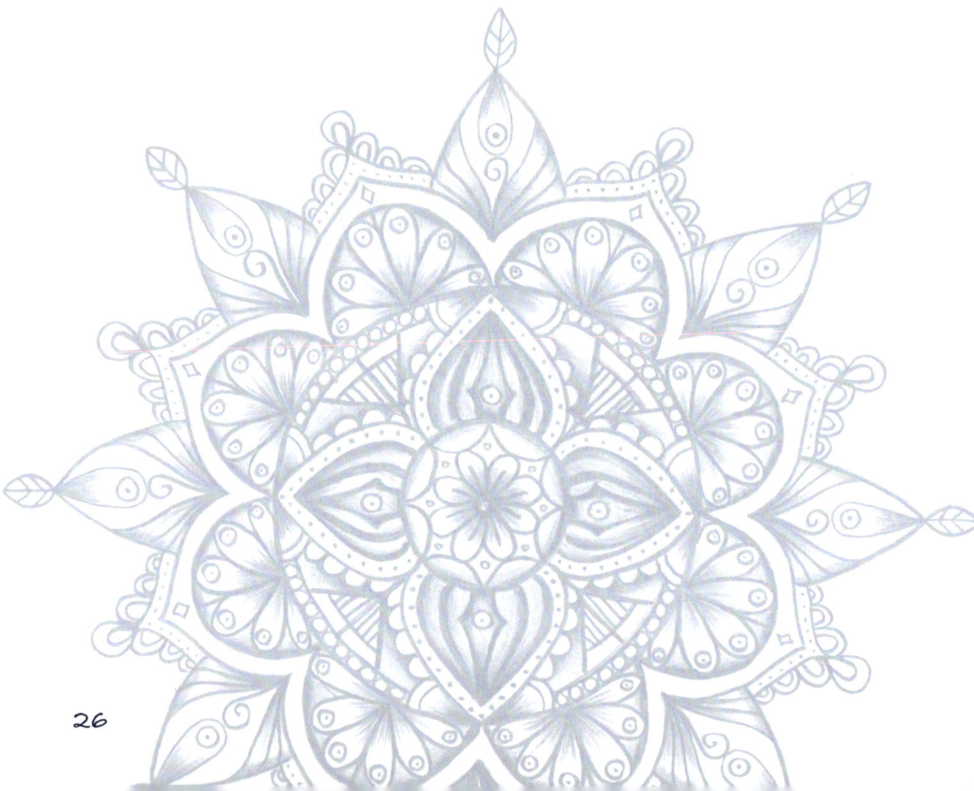

Was soll ich tun, wenn mein Angehöriger eine Lebensende-Erfahrung hat – oder nicht hat?

Die Lebensende-Erfahrungen sind für denjenigen, der sie hat, eine Realität. Hören Sie ihm zu, ohne zu urteilen oder das Gesagte abzulehnen. Denken Sie daran, dass er dies tatsächlich so wahrnimmt und es nicht an uns ist, ihm zu sagen, ob sein Erlebnis authentisch oder eingebildet ist.

Es ist enorm wichtig, die Realität des Sterbenden zu unterstützen. Wenden Sie Ihre Zuhör-Fertigkeiten an (Seite 18–20), damit Ihr Angehöriger oder Freund weiß, dass Ihnen wirklich wichtig ist, was er erlebt, und dass Sie bereit sind, etwas darüber zu erfahren.

Sagen Sie ihm, wie viel es Ihnen bedeutet zu wissen, dass er sich sicher fühlt, auch wenn Sie nicht an seinen Visionen teilhaben können.

Stellen Sie Ihre Zweifel und Vorurteile zurück und hören Sie wirklich zu. Helfen Sie dem anderen durch Fragen wie: „Wie sieht er/sie aus? Wie viele sind es, die dich besuchen?", oder „Wie fühlt es sich an, oder wie sieht es aus?"

Wenn Ihr Angehöriger oder Freund solche Lebensende-Erfahrungen nicht hat, bedeutet das nicht, dass er einen „schlechten Tod" hat.

Wir können nicht hundertprozentig wissen, was im Geist eines Sterbenden vorgeht, oder was er erlebt, wenn er schläft, verwirrt oder komatös ist. Sehr beruhigend ist es in jedem Fall, wenn wir ihn fürsorglich mit der Hand berühren und leise liebevolle Abschiedsworte sprechen.

Es ist auch wichtig zu wissen, dass Lebensende-Visionen manche Sterbende sehr bestürzen können. Sagen Sie in diesem Fall dem Pflegeteam Bescheid, es wird Medikamente besorgen, die den Sterbenden entspannen und beruhigen.

Was geschieht, wenn mein Angehöriger oder Freund dement ist?

Judiths Geschichte

Als meine Mutter unter den Schrecken von Alzheimer litt und selten „in dieser Welt“ war, erholte sie sich so weit, dass sie an einem Tag mit mir völlig klar war, und wir konnten uns alles sagen, was wir zu sagen hatten.

Am letzten Tag, unmittelbar vor ihrem Tod, murmelte sie etwas, das die Aussöhnung mit meinem lieben Mann betraf, und das wiederum erlaubte mir, in meinem Leben weiterzukommen.

Demenz, das heißt eine schwere kognitive Beeinträchtigung, ist bei älteren Menschen zunehmend ein Problem. In England und Wales sterben jährlich über 100.000 Menschen mit Demenz. Die Forschung zeigt, dass etwa 5 % der über 65-Jährigen von Demenz betroffen sind.

Der Einfluss von Demenz auf den Sterbeprozess kann irritieren und erschrecken. Es kann schwierig und manchmal unmöglich sein, zu dem Sterbenden durchzudringen oder zu verstehen, was er sagt oder möchte.

Allerdings sind uns auch viele Berichte über Menschen mit schwerer Demenz begegnet, die plötzlich geistig wieder so klar waren, dass sie sich von den Anwesenden verabschieden konnten oder verständlich davon sprachen, sie würden verstorbene Angehörige sehen.

Tun Sie deshalb nicht alles, was sie sagen, als zusammenhanglosen Unsinn ab. Und seien Sie verfügbar, falls die geistige Klarheit zurückkehrt und der Sterbende einen letzten Kontakt herstellen möchte.

Marks Geschichte

Ich war mit meiner Verlobten am Bett meiner zukünftigen Schwiegermutter. Sie hatte keinen leichten Tod. Das Loslassen schien ihr schwerzufallen, denn sie schrie ab und zu und klang ziemlich verwirrt. Für mich allerdings war die Erfahrung merkwürdig sanft und auch eher nüchtern.

Irgendwann bemerkten wir, dass ihre Atmung sich verändert hatte. Wir riefen die Krankenschwester ins Zimmer, und sie bestätigte, dass ihr Tod kurz bevorstand. Wir hielten ihre Hände, und ich konnte spüren, wie die Wärme und das Leben von den Gliedmaßen aufwärts aus ihr herausebbten, bis zu ihren letzten Atemzügen etwa 15 Minuten später.

Sie war immer sehr zurückhaltend gewesen, was ihre Ängste vor dem Sterben betraf. Aber obwohl sie sich in ihren letzten Tagen sehr gequält hatte, hatte sie einen so guten Tod, wie wir vernünftigerweise erhoffen durften. Es war das erste Mal, dass ich beim Tod eines Menschen an dessen Bett war, und ich bin sehr froh, dass ich dabei war.

Was soll ich tun, wenn ich nicht dabei sein kann?

Wenn es nicht möglich ist, Zeit mit dem Sterbenden zu verbringen, können Sie sich trotzdem mit ihm verbunden fühlen.

Die Erinnerungen an jemanden, der stirbt oder gestorben ist, sind oft bittersüß. Das Andenken wird Teil Ihrer Persönlichkeit. Es ist wichtig, etwas zu finden, das Ihnen das Gefühl gibt, dass etwas beendet ist.

Vielleicht wollen Sie einen speziellen Platz zurechtmachen, an dem Sie eine Kerze anzünden und beten können – oder was immer sonst Sie tun müssen, um Abschied zu nehmen.

Vielleicht möchten Sie einen Brief schreiben, in dem Sie alles äußern, was Sie sagen wollten, aber nie gesagt haben. Wenn der Tod schon eingetreten ist, wollen Sie den Brief vielleicht in einer Zeremonie verbrennen oder begraben.

Vielleicht möchten Sie in die Natur gehen, um Lebewohl zu sagen, oder einen speziellen Baum oder Blumenstock kaufen und zum Andenken an den Verstorbenen pflanzen.

Beisetzungen spielen für den Trauerprozess natürlich eine zentrale Rolle. Durch sie können wir unser Leid mit anderen teilen und im Kreis von Menschen, die den Verstorbenen ebenfalls kannten und liebten, an einem etablierten sozialen und persönlichen Abschiedsritual teilnehmen.

Wenn Sie feststellen, dass Sie mit Ihrem Kummer nicht zurechtkommen oder in unbewältigten Gefühlen für den Verstorbenen festhängen, sollten Sie darüber nachdenken, mit einem Trauerbegleiter zu sprechen.

Am Ende da sein

Es ist eine bemerkenswerte Erfahrung, jemanden bis zum Tod zu begleiten. Trotzdem kann das Warten emotional und mental erschöpfen. Zeitweise werden Sie vielleicht inbrünstig wünschen, es wäre endlich vorbei. Und dann haben Sie wegen dieser Gedanken möglicherweise Schuldgefühle. Aber sie sind eine normale und verständliche Reaktion auf eine sehr belastende Situation.

Denken Sie daran: Das Hörvermögen ist oft bis zum Ende vorhanden; nehmen Sie deshalb nie an, dass der Sterbende Sie nicht hören kann.

- Reden Sie so, als könnte er Sie hören, selbst wenn er bewusstlos oder unruhig zu sein scheint.
- Dimmen Sie das Licht oder zünden Sie an einem sicheren Ort Kerzen an. Versuchen Sie, helles Sonnenlicht vom Gesicht und von den Augen des Sterbenden fernzuhalten.
- Stellen Sie eine friedliche, beruhigende Atmosphäre her, indem Sie im Hintergrund leise ein Lieblingsmusikstück oder Lieblingslieder abspielen.
- Vielleicht möchten Sie leise ein Lieblingsgedicht oder einen kurzen spirituellen oder religiösen Text vorlesen, der dem Sterbenden etwas bedeutet.
- Ein fester körperlicher Kontakt kann schmerzhaft oder aufdringlich sein. Am besten ist es, neben dem Bett zu sitzen und behutsam die Hand des Sterbenden zu halten.
- Wenn es angebracht ist, bitten Sie einen Kaplan, Vikar, Priester oder anderen Seelsorger, die in der jeweiligen Glaubensgemeinschaft üblichen Sterbegebete zu sprechen.

Sanfte Berührungen

Sanfte Berührungen können dem Sterbenden gut tun und auf einer tieferen Ebene die Kommunikation unterstützen. Auch wenn er bewusstlos oder nur halb bei Bewusstsein ist, ist er möglicherweise in der Lage, durch einen schwachen Druck mit dem Daumen oder das Bewegen eines Zehs zu reagieren.

Eine leichte Massage mit aromatherapeutischen Ölen, etwa Rose, Geranie oder Lavendel, kann beruhigend wirken und Missempfindungen und Verzweiflung lindern. Auch eine sanfte Hand- oder Fußmassage kann entspannen und besänftigen.

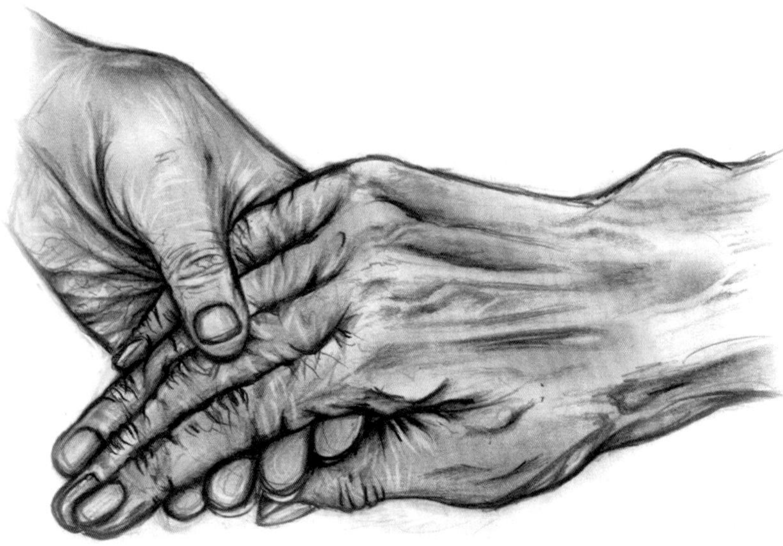

Claires Geschichte

Es war bewundernswert, wie meine Freundin all ihre Angelegenheiten in Ordnung brachte und die Details ihrer Beisetzung plante. Wir sangen und lachten, bis das Ende kam.

Die größte Lektion für mich war, dass sie zwar wirkte, als sei sie in tiefer Bewusstlosigkeit – sie hatte seit ein paar Stunden weder gesprochen, noch sich gerührt –, aber trotzdem hören konnte.

Eine Krankenschwester kam herein, um nach ihr zu sehen, und sagte laut zu mir: „Jetzt ist sie auf dem Weg. Sie kann Sie nicht hören und hat keine Schmerzen." Woraufhin meine Freundin den Mund aufmachte und laut sagte: „Ich kann hören, und ich habe Schmerzen"! Das waren ihre letzten Worte. Von da an machte sie die Augen nicht mehr auf, und sie sprach auch nicht mehr.

Seien Sie sich deshalb unbedingt bewusst, dass ein Sterbender möglicherweise auch dann noch hören kann, wenn all seine Sinne nicht mehr zu funktionieren scheinen.

Nachdem meine Freundin für tot erklärt worden war, zündete die Krankenschwester Kerzen an, streute Blütenblätter auf ihr Kopfkissen und sorgte dafür, dass sie wunderschön aussah.

Eine ihrer Bitten an mich war gewesen, dafür zu sorgen, dass sie während des ganzen Sterbevorgangs gut roch; deshalb hatte ich ihr ein französisches Parfüm besorgt und ihren abgemagerten Körper in den letzten paar Tagen damit betupft.

Sie hatte Schokolade essen wollen, und also wurde Schokolade gebracht, und sie aß davon, so viel sie wollte.

Ich glaube, es war für sie eine enorme Unterstützung, die ihr viel Kraft gab, dass jemand sie begleitete, der die gleiche spirituelle Einstellung hatte wie sie. Sie wusste, dass ich damit klarkommen würde, und so war es.

Wenn der Sterbende seinen Todeszeitpunkt wählt

Es gibt Fälle, in denen die Leute unmittelbar vor dem Tod richtig munter wirken. Es scheint ihnen besser zu gehen – manchmal so gut, dass sie sich von einem Angehörigen verabschieden können. Es ist wirklich seltsam. Es ist wie ein Extraschub Energie, den sie bekommen, kurz bevor sie sterben. Was sie sagen oder tun, wird kohärent – und dann scheinen sie einfach zu gehen. Es ist fast, als wüssten sie es – und sie warten, dass jemand kommt. Manchmal halten sie durch, bis dieser Mensch da ist. Er betritt das Zimmer, und sie gehen. Es ist, als würden sie auf den Zeitpunkt warten, der für sie richtig ist. Es ist merkwürdig, aber es geschieht oft.

Eine Pflegeheim-Betreuerin

Öfter als uns klar ist scheinen Sterbende den Augenblick ihres Todes zu wählen. Sie scheinen zu wissen, wer stark genug ist, um diesem Moment mit ihnen zusammen entgegenzutreten, und diejenigen zu schützen, die es nicht sind.

Es ist nicht ungewöhnlich, dass jemand gegen jede medizinische Wahrscheinlichkeit weiterlebt, bis ein bestimmter Angehöriger oder Freund an seinem Bett ist, oder bis zu einem besonderen Jahres- oder Geburtstag. Wie bereits erwähnt, können auch zuvor verwirrte oder teilweise oder ganz bewusstlose Menschen geistig wieder so klar werden, dass sie ein letztes Lebewohl sagen, bevor sie sterben.

Einige Angehörige fühlen sich vielleicht gedrängt, den Sterbenden mitten in der Nacht zu besuchen, oder meinen, sie würden zum Beispiel aus einer Kaffeepause regelrecht an sein Bett „zurückgerufen" – gerade so rechtzeitig, dass sie bei ihm sind, wenn er den letzten Atemzug tut.

Manche Menschen scheinen aber auch die bewusste Entscheidung zu treffen, allein zu sterben. Wir haben viele Geschichten über Sterbende zusammengetragen, die zu warten schienen, bis alle Besucher – und sei es noch so kurz – das Zimmer verlassen hatten, und unmittelbar darauf starben.

Wir haben auch Berichte über Sterbende gehört, die sich offenbar entschlossen zu sterben, als ein bestimmter Mensch im Zimmer war.

Es kann schwer sein, wenn jemand gerade dann stirbt, wenn Sie eine Pause machen, obwohl Sie vorher viele Stunden oder sogar Tage mit ihm zusammen waren. Vielleicht verletzt es Sie, dass er „beschlossen" hat, im Augenblick seines Todes nicht mit Ihnen zusammen zu sein. Oder Sie haben Schuldgefühle, weil Sie meinen, Sie hätten den Sterbenden im Stich gelassen, weil Sie den entscheidenden Moment verpasst haben.

Vielleicht hilft Ihnen dann das Wissen, dass jemand manchmal die emotionale Freiheit braucht, in Frieden allein zu sterben. Es kann auch sein, dass zu viele Emotionen im Spiel sind und der Sterbende sich deshalb entscheidet, in der Anwesenheit von Angehörigen oder Freunden zu sterben, die besser mit der Situation zurechtkommen.

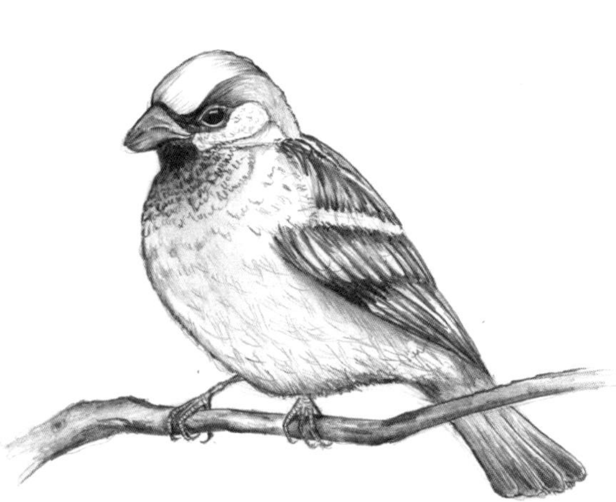

Janes Geschichte

Als ich den Sterbeprozess meines Vaters begleitete, war ich den größten Teil der Nacht für ihn dagewesen. Nachdem ich mich am frühen Morgen bei den Krankenschwestern rückversichert hatte, ging ich etwas frühstücken, und kaum war ich an dem Frühstücksort angekommen, riefen sie an, und er war gestorben.

Das Gleiche passierte bei meinem Onkel. Ich war mit meiner Tante bei ihm, als er im Sterben lag, und wir gingen zum Mittagessen, und er starb.

Ich bekam das Gefühl, als ob manche Leute in der Lage wären, in einem Moment zu sterben, in dem sie nicht von den Menschen „zurückgehalten" wurden, die sie liebten.

Trotzdem fühlte ich mich betrogen, weil ich nach all dem Zusammensein den eigentlichen Tod verpasst hatte, und ich weiß, dass meine Tante selbst nach 12 Jahren noch sehr bedauert, dass sie beim Tod ihres Mannes nicht dabei war.

In Anbetracht all dessen war es für mich sehr wichtig, ein Ritual auszuführen, bei dem ich wirklich Abschied nahm. Er (mein Vater) wollte keine Beisetzung oder so etwas, aber ich musste etwas tun, um sein Leben und sein Fortgehen zu würdigen.

Also nahm ich seine Asche mit hinaus aufs Meer und verstreute sie vom Schiff aus – er war ein Schiffsfreak gewesen. Es gab mir das Gefühl, etwas zum Abschluss zu bringen.

Ich wusste, dass meine Tante, die 74 war, als mein Onkel starb, vorher noch nie einen toten Körper gesehen hatte, und deshalb nahm ich sie mit, um ihn anzusehen; da sie seinen eigentlichen Tod verpasst hatte, war das für sie sehr wichtig.

Ich glaube, dass das Bestattungsritual extrem wichtig für sie war. Sie behielt einen Teil seiner Asche und hat sie immer noch bei sich.

Was geschieht auf der körperlichen Ebene, wenn jemand stirbt?

Es lässt sich unmöglich vorhersagen, wann genau der Tod eintreten wird. Menschen können lange Zeit zwischen Leben und Tod schweben, und es geschieht leicht, dass man den letzten Moment verpasst.

Bestimmte Zeichen weisen darauf hin, dass der Tod kurz bevorsteht.

- **Schleimansammlung in der Lunge:** Die Atmung wird angestrengt und „rasselnd", was beängstigend klingen kann. Es ist allerdings ziemlich normal und wird durch Sekrete verursacht, die sich im Rachen ansammeln.
- **Gähnen:** Auch jemand, der bewusstlos oder im Dämmerzustand ist, wird oft gähnen. Das ist eine natürliche Reaktion, um dem Körper mehr Sauerstoff zuzuführen.
- **Kalte Gliedmaßen:** Manchmal werden Hände, Arme, Füße und Beine kalt, und die Hautfarbe wechselt zu einem fahlen Gelb, weil die Blutzirkulation sich verlangsamt. Dies geschieht unter Umständen erst unmittelbar vor dem Ende.
- **Teefarbener Urin:** Die fehlende Flüssigkeitsaufnahme und ein beginnendes Nierenversagen bedeuten, dass der Urin sehr konzentriert ist und die Farbe von lange gezogenem Tee annimmt. Der Urin kann auch streng riechen, oder seine Ausscheidung hört ganz auf.
- **Inkontinenz:** Da die Muskeln des Körpers ihre Arbeit einstellen, kann die Kontrolle über Blase und Darm verlorengehen. Bewusstlosen Patienten wird das Pflegepersonal einen Katheter einführen.
- **Erregtheit und Unruhe:** Sterbende, die verwirrt oder im Dämmerzustand sind, können sich ziemlich quälen. Möglicherweise schreien sie auch. Das Pflegeteam verabreicht dann oft Medikamente wie etwa Morphin, um sie zu beruhigen.
- **Dunkle Stellen auf der Haut:** Wenn die Körperfunktionen sich verlangsamen, kann es sein, dass Blut verklumpt und sich sammelt, vor allem um das Steißbein herum; es entstehen Flecken, die dunkelvioletten Prellungen gleichen.

- **Geruch:** Das Herunterfahren der Körperfunktionen und die Stoffwechselveränderungen des Atems, der Haut und der Körperflüssigkeiten erzeugen einen charakteristischen Geruch nach Aceton. Seien Sie sich darüber im Klaren, dass dies geschehen wird und Ihnen möglicherweise zunächst unangenehm ist.
- **Keine Reaktionen mehr:** Der Sterbende kann nicht mehr sprechen, auch wenn er wach ist, und atmet rasselnd mit offenem Mund. Das kann wie ein lautes Schnarchen klingen und sehr beunruhigend anzuhören sein. Es trocknet auch die Mundschleimhaut aus. Erleichterung verschafft es, wenn Sie mit einem feuchten Tuch behutsam über Mund und Lippen wischen.
- **Das Atemmuster ändert sich.** Laute, rasselnde Atemzüge können mit ruhigem Atmen wechseln. Zum Ende hin wird der Sterbende oft nur periodisch atmen: Einem Einatmen folgt eine mehrere Sekunden andauernde Atempause und dann ein weiteres Einatmen. Dies wird als Cheyne-Stokes-Atmung bezeichnet. Es kann irritierend sein, sie zu beobachten, weil es so aussieht, als hätte der Sterbende aufgehört zu atmen, nur um dann weiterzuatmen.
- **Wenn der Tod eintritt, geschieht es sehr schnell. Es gibt keinen Zweifel an dem, was geschieht.** Manchmal atmen Sterbende mehrmals keuchend aus, wenn Herz und Lunge aufhören zu arbeiten. Andere atmen lange aus, und wenige Sekunden später folgt scheinbar ein neues Einatmen. Das kann sich mehrere Minuten lang wiederholen und sehr beunruhigend sein, wenn Sie nicht darauf vorbereitet sind. Aber es ist nur die Lunge, die Luft ausstößt.

Andere Anzeichen sind ganz klar:

- Es ist kein Puls fühlbar.
- Die Hautfarbe wechselt schnell zu einem fahlen Gelb.
- Der Gesichtsausdruck verändert oder entspannt sich. Möglicherweise haben Sie das Gefühl, den Verstorbenen nicht mehr zu erkennen. Manche Verstorbene sehen bemerkenswert friedlich aus.
- Sie haben das Gefühl, dass niemand „zu Hause“ ist.

Davids Geschichte

Als ich beim Sterben meines Partners zusah, schien sein „Bewusstsein" sich im Verlauf mehrerer Tage kontinuierlich aus seinem Körper hinauszuheben – wobei der Vorgang sich in den letzten Stunden seines Lebens zu beschleunigen schien.

Es begann bei seinen Füßen und setzte sich nach oben fort. Sein Kopf und sein Oberkörper waren die letzten Bereiche, die von dieser „Lebenskraft" beseelt schienen, bis sein Bewusstsein sich schließlich von seiner körperlichen Hülle trennte.

Nach dem Augenblick des physischen Todes saß ich ein paar Stunden beim Körper meines Partners.

Ich hatte das Gefühl, als würde meine Totenwache dazu beitragen, dass sein Geist gehen konnte, und mir wiederum gab es die Gelegenheit, ihn gehen zu lassen und meinen Trauerprozess zu beginnen.

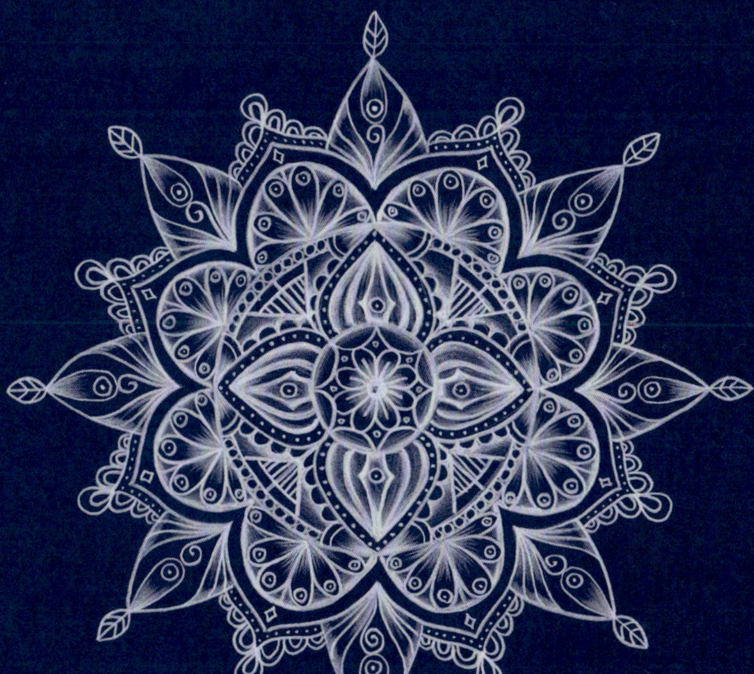

Denises Geschichte

Ich wusste, dass mein Vater an diesem Tag sterben würde und beschloss, ihn mit meiner Mutter allein zu lassen.

Ich hatte kein Problem damit, ihn zu verlassen, denn er hatte mir gesagt, er sei „bereit zu gehen“, habe keine Angst und sei ganz ruhig. Wir hatten uns viel unterhalten, während ich ihn pflegte, und ohne es wirklich auszusprechen, hatten wir uns voneinander verabschiedet.

Ich wanderte herum, bis ich einfach fühlte, dass er gestorben war, kehrte nach Hause zurück und fand heraus, dass er tatsächlich vor 20 Minuten gestorben war. Ich hatte gemischte Gefühle und war auch erleichtert, denn er litt nicht mehr und hatte nichts mehr zu fürchten.

Ich hatte zuvor noch nie einen toten Körper gesehen. Ich stand nervös da, mit dem Rücken an der Wand, in gewisser Entfernung, und sammelte meinen Mut, um näher heranzugehen.

In diesem Augenblick spürte ich den Druck von Händen auf meinen Schultern, und eine Stimme flüsterte mir ins Ohr: „Mir geht es gut.“ Darauf folgte der überwältigende Eindruck, dass eine sehr starke Kraft sich mit enormer Geschwindigkeit weit weg bewegte.

Ich wusste, dass es mein Vater war. Die ganze Angst, die ich gefühlt hatte, schmolz dahin. Dies gab mir die Kraft, die Aufgaben zu erledigen, die mit dem Tod verbunden sind. Sehr viel später wurde mir klar, dass diese Erfahrung mir die Angst vor dem Sterben genommen hatte.

In medizinischer Hinsicht ist der Sterbeprozess ein biologisches Herunterfahren der Systeme im Körper. Es ist schwer zu wissen, wann während dieses Vorgangs das Bewusstsein stirbt. Allerdings kann der Moment des Todes auf unterschiedliche Weise erlebt werden. Er kann eine sehr intensive spirituelle Begegnung sein oder sich eher emotionslos anfühlen. Die Essenz, der Wesenskern ist gegangen; zurück bleibt ein Körper, der wie eine leere Hülle wirken mag.

Vielleicht sind Sie traurig. Vielleicht sind Sie innerlich wie taub. Vielleicht sind Sie erleichtert. Vielleicht fühlt es sich wie ein Tiefpunkt an – vor allem in einem Krankenhaus oder in einer anderen Einrichtung, wo Pflegekräfte ein- und ausgehen, um die notwendigen praktischen Dinge zu erledigen.

Wenn Sie dies wünschen, wird das Personal Sie auch eine Weile mit dem Körper alleinlassen – und das kann Ruhe und manchmal unerwarteten Frieden schenken.

Zuweilen berichten Anwesende von weniger direkt körperlichen Erfahrungen.

So können Pflegende und Angehörige sagen, sie hätten gesehen, wie eine Art Dunst den Körper verlässt oder über ihm schwebt. Andere haben beschrieben, dass ein wohltuendes Licht das Zimmer ausfüllt, oder dass die Zimmertemperatur sich plötzlich verändert. Oder es liegt eine Schwüle in der Luft, die lange nicht weichen will. Auch andere merkwürdige Phänomene können auftreten.

Möglicherweise werden Angehörige und Freunde, die nicht anwesend waren, das Gefühl haben, den Verstorbenen zu „sehen“ oder zu spüren und den genauen Todeszeitpunkt zu kennen, bevor sie offiziell informiert werden.
Diese „Besuche“ werden im Allgemeinen als tröstlich und beruhigend erlebt und nie vergessen.

Welche Gefühle können Sie unmittelbar danach erwarten?

Wenn Sie den Tod eines Menschen erlebt haben, ist es nicht ungewöhnlich, dass Sie sich von anderen Personen, Orten oder Dingen innerlich weit entfernt fühlen. Es ist, als wären Sie in einem Traum oder würden durch eine Milchglasscheibe auf das Leben schauen. Das kann besonders schwierig sein, wenn die Planung der Beisetzung Sie mit ihrer Intensität überfällt.

Es kann schwer sein, Ihre Gefühle zu erklären, vor allem Menschen gegenüber, die nie bei einem Tod zugegen waren. Aber es ist verständlich, dass Sie sich merkwürdig oder der Realität entrückt fühlen, wenn Sie jemanden haben sterben sehen. Das Leben wird nie mehr so sein wie zuvor. Es kann nicht so sein, wenn wir etwas derart Intensives erlebt haben.

Vielleicht haben Sie das Gefühl, dass Sie nicht wissen, was Sie mit sich anfangen sollen. Vielleicht wandern Sie ziellos umher, fühlen sich einsam und verloren und stellen alles in Ihrem Leben von Grund auf in Frage.

Einige von Ihnen werden in den folgenden Wochen und Monaten eine emotionale und spirituelle Verletzlichkeit spüren, bei der Wut und Trauer sich unvermittelt Bahn brechen. Andere fühlen sich befreit. Wir wissen erst dann wirklich, womit wir uns beschäftigen müssen, wenn wir durch unseren Trauerprozess hindurchgehen.

Sues Geschichte

Als meine Mutter starb, hatte ich das Gefühl, dass mit ihrem letzten Atemzug etwas „wegging". Für mich war es eine ziemlich spirituelle Begegnung. Danach hatte ich mehrere Tage auch das Gefühl, dass etwas nicht Fassbares, aber doch sehr Reales mich verließ. Aber gleichzeitig war es, als würde das, was meine Mutter ausgemacht hatte, in mir Fuß fassen. Ich empfand es als unangenehm und irritierend, und es dauerte ein paar Wochen, bis ich „mich" wieder spürte. Später wurde mir klar, dass ich etwas vom Geist meiner Mutter in mich aufgenommen hatte, und das lebt in mir weiter.

Als mein Vater sieben Jahre später starb, war es anders. Der Augenblick seines Todes fühlte sich für mich eher so an, als wäre etwas ausgeschaltet worden, und nicht so, als würde wirklich etwas seinen Körper verlassen. Da wurde mir bewusst, dass der Moment, in dem jemand stirbt, auf unterschiedliche Weise stattfindet.

Die Empfindungen, die ich anschließend hatte, waren die gleichen wie beim Tod meiner Mutter, nur sehr viel intensiver. Es war schwer zu akzeptieren, dass ich keine Eltern mehr hatte. Obwohl ich eine eigene Familie hatte, fühlte ich mich einsam, so als hätte ich keine Bindung mehr – das wurde verschärft, als das Zuhause ausgeräumt wurde, in dem sie über fünfunddreißig Jahre zusammen verbracht hatten. Viel davon endete in Plastikmüllsäcken bei Wohltätigkeitsorganisationen. Ich glaube, das war der traurigste Teil – und das Bewusstsein, dass das eines Tages auch mir passieren wird.

Was Angehörige vielleicht bedenken müssen

Lebensverlängernde Behandlungen beenden

Viele Menschen geben an, dass sie keine Wiederbelebungsmaßnahmen wünschen oder keine lebensverlängernde Therapie erhalten möchten, wenn ihre Lebensqualität wegen einer degenerativen Erkrankung leiden sollte. Bei anderen Patienten wird das medizinische Team beschließen, diese Behandlungen zu beenden, wenn klar ist, dass die Therapie das Leiden nicht verbessert und der Sterbeprozess begonnen hat.

Bei einer notfallmäßigen Krankenhausaufnahme, etwa nach einem schweren Schlaganfall oder Herzinfarkt, werden Sie es möglicherweise für notwendig halten, das medizinische Team über die Wünsche Ihres Angehörigen zu informieren. Machen Sie sich aber klar, dass jede Entscheidung über die Beendigung lebensverlängernder Maßnahmen gemeinsam mit den Ärzten getroffen und auf Sie keinerlei Druck ausgeübt wird. Die Ärzte werden im Allgemeinen versuchen, Ihre Gedanken zu verstehen, aber sie bitten Sie nicht um die Erlaubnis, lebensverlängernde Behandlungen einzustellen.

Es kann sehr aufwühlend sein, solche Gespräche für einen Angehörigen zu führen, der selbst seine Wünsche nicht mehr mitteilen kann. Nehmen Sie sich deshalb genug Zeit, um all Ihre Fragen mit dem medizinischen Personal und auch mit anderen Familienmitgliedern zu besprechen.

Sobald eine Entscheidung über die Beendigung lebensverlängernder Maßnahmen getroffen wurde, wird ein Interventionsplan für das Lebensende aufgestellt, der in der Patientenakte festgehalten wird.

Bei diesem Plan werden Ärzte und Pflegende sich darauf konzentrieren, es dem Patienten so angenehm wie möglich zu machen. Er wird nur absolut notwendige Medikamente und Flüssigkeiten bekommen, um quälende Symptome zu lindern (Medikamente gegen Schmerzen, Übelkeit usw.); pflegerisch stehen die Mundpflege, das Waschen und Umlagern im Vordergrund. Möglicherweise führt das Pflegepersonal einen Katheter in die Blase ein und verabreicht Medikamente, um der Ansammlung von Sekreten im Rachen entgegenzuwirken, wenn der Patient sie nicht mehr abhusten kann.

Es ist schwer einzuschätzen, wie lange ein Sterbeprozess dauern wird. Wer bei dem Sterbenden ausharrt, empfindet ihn oft als sehr lang. Vielleicht macht es Sie zeitweise auch völlig fertig – und Sie werden sogar unsicher –, dass für Ihren Angehörigen nun ein Lebensende-Interventionsplan gilt. Dann kann das Wissen helfen, dass damit für Ihren Angehörigen das größtmögliche Wohlbefinden hergestellt wird und Sie und Ihre Familie unterstützt werden.

Die Familie

Der Tod eines nahen Angehörigen ist für Familien eine kritische Zeit. Obwohl Unterstützung und Betreuung im Allgemeinen dem nächsten Angehörigen zufallen, kann der Sterbeprozess einen Zusammenhalt der erweiterten Familie herbeiführen, der sonst nur bei Geburtstagen und gemeinsamen Ferien entsteht. Dieses Miteinander ist zwar traurig, kann aber für alle Beteiligten eine wunderbare gemeinsame Erfahrung sein.

Sallys Geschichte

Ich hatte noch nie einen toten Menschen gesehen. Mama war der erste, und ich wusste nicht, wie der Tod geschehen würde, wie es sein würde und woran ich merken würde, wann sie tot war. Wir saßen alle vier um Mamas Bett herum, hielten abwechselnd ihre Hand und unterhielten uns ruhig; jeder für sich bereitete sich darauf vor, diesen wichtigen Menschen in unserem Leben zu verlieren. Ungefähr um 16 Uhr fing Mama an, sehr schwer zu atmen. Ihr Atem setzte ein oder zwei Mal aus, und schließlich, etwa eine Stunde später, hörte sie ganz auf zu atmen und starb. Es war ein unglaublich emotionaler Moment. Meine jüngere Schwester und ich weinten laut, meine ältere Schwester verließ unter Tränen das Zimmer, um allein zu sein, und mein Bruder stand still am Fuß von Mamas Bett und starrte nur ungläubig ihren Körper an. Ich werde es nie vergessen. Es war eine Ehre und ein Privileg, dort zu sein und diese Erfahrung mit meiner Familie zu teilen.

Gleichwohl kann der Tod – vor allem der des zweiten Elternteils – Familienfehden und andere ungeklärte Dinge in den Fokus rücken, die jahrelang unter den Teppich gekehrt wurden. Dies kann jetzt ein guter Zeitpunkt sein, um alte Verletzungen und Animositäten aufzulösen. Seien Sie sich aber darüber im Klaren, dass die Emotionen blank liegen und es sehr hitzig zugehen kann.

Die Familienmitglieder können unterschiedlich reagieren. Zum Beispiel:

- Einige werden eine herzliche Beziehung zu dem Sterbenden gehabt haben. Andere empfinden Ablehnung, Groll oder Wut.
- Einige werden das Geschehen problemlos akzeptieren. Andere werden leugnen wollen, dass dieser Mensch stirbt.

- Einige werden nichts dagegen haben, die lebensverlängernde Behandlung zu beenden. Andere werden das nicht wollen.
- Einige wird der Verfall dieses Menschen erschrecken oder sogar abstoßen, und sie empfinden es als schwierig, bei ihm zu bleiben.
- Entfernt lebende Angehörige können Schuldgefühle haben, weil sie nicht anwesend sind. Andere vermeiden den Kontakt wegen familiärer Konflikte.
- Angehörige, die sich um den Sterbenden kümmern, haben möglicherweise das Gefühl, dass ihr eigenes Leben auf Eis liegt, und ärgern sich und grollen, weil der Rest der Familie sich nicht ins Zeug legt.
- Die Geschwisterrivalität kann zum Vorschein kommen und die Loyalitäten aufbrechen, was weitere Verstimmungen und Streitigkeiten auslöst.
- Einige tragen Geheimnisse mit sich herum, die niemand sonst kennt, und empfinden dies als belastend.

Seien Sie also darauf vorbereitet, dass dies eine intensive Zeit ist, die Geduld, Verständnis und die Bereitschaft erfordert, offen und ehrlich mit der übrigen Familie zu kommunizieren.

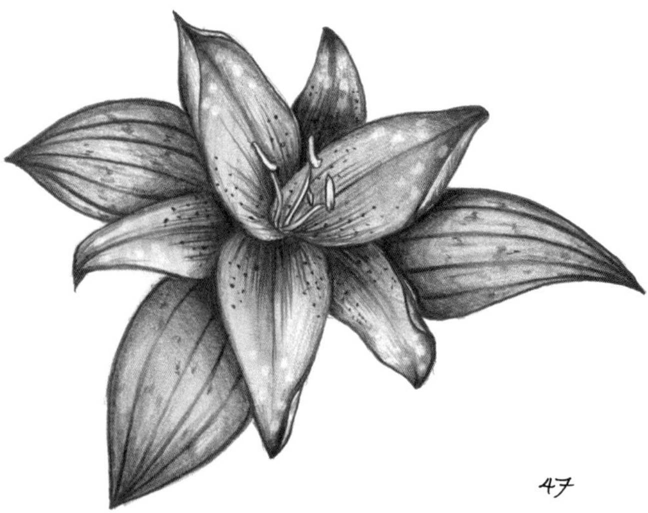

Orte

Zu Hause

Viele Menschen ziehen es vor, umgeben von vertrauten Dingen zu Hause zu sterben, wo Freunde kommen und gehen können. Wenn Sie und Ihr sterbender Angehöriger dies wollen, sollten Sie mit Ihrem Hausarzt und einem Pflegedienst besprechen, ob es machbar ist.

Als wichtigste*r Betreuer*in haben Sie so eher in der Hand, was mit Ihrem sterbenden Angehörigen geschieht, als zum Beispiel in einem Krankenhaus. Unterstützung werden vor allem Ihr Hausarzt und ein Pflegedienst leisten. Sie können Ihnen auch helfen, spezielle Hilfsmittel bei Ihrer Krankenkasse zu beantragen, zum Beispiel eine Dekubitusmatratze, ein Spezialbett und Hebevorrichtungen.

Die häusliche Pflege eines Menschen ist zwar bereichernd, kann aber körperlich und emotional anstrengend sein. Deshalb ist es wichtig, dass Sie sich zusätzliche Hilfe holen, die Sie unterstützt und Ihnen Zeit für Pausen und Schlaf gibt.

Hospize

Viele Hospize werden von gemeinnützigen Organisationen betrieben, die sich dem Ziel verschrieben haben, Menschen mit unheilbaren Krankheiten zu helfen. Bedingt durch die Art ihrer Arbeit bieten Hospize eine Reihe von Leistungen und Hilfen für die Angehörigen von Sterbenden oder Menschen, die sich dem Ende ihres Lebens nähern.

Die meisten Hospize sind für einen kurzen Aufenthalt ausgelegt. Sie arbeiten darauf hin, unheilbar kranke Patienten so weit zu stabilisieren, dass sie eine möglichst angenehme Zeitspanne zu Hause verbringen können, bevor sie, falls nötig, für die letzten Wochen oder Tage erneut aufgenommen werden. Oft haben Hospize auch spezielle Zimmer, in denen Angehörige sich ausruhen oder übernachten können.

Pflegeheime

Pflegeheime, die privat oder von staatlichen oder kirchlichen Institutionen geführt werden können, kümmern sich langfristig um meist ältere Bewohner, die alleine nicht mehr zurechtkommen. Möglicherweise haben die Familienangehörigen Schuldgefühle, wenn sie ihren Verwandten in ein Pflegeheim geben, vor allem wenn der Betreffende immer viel Wert auf seine Unabhängigkeit gelegt hat. Infolgedessen können die Besuche für den Bewohner und den Angehörigen emotional belastend und stressig sein.

Das Pflegeteam ermuntert die Angehörigen im Allgemeinen zu regelmäßigen Besuchen und bespricht mit ihnen gern die laufende Behandlung und Pflege des Bewohners, vor allem wenn dessen Gesundheit nachlässt. Übernachtungszimmer für die Angehörigen stehen normalerweise nicht zur Verfügung, aber ansonsten begrüßen die Pflegekräfte es, wenn Sie so viel Zeit wie möglich mit dem Sterbenden verbringen.

Krankenhäuser

Mehr als die Hälfte von uns stirbt in einem Krankenhaus. Krankenhäuser sind umtriebige, geschäftige, laute Orte, deren Aufgabe es ist, Menschen gesund zu machen. Das Raumangebot für Angehörige, die längere Zeit mit einem Sterbenden verbringen wollen, ist minimal. Sie können froh sein, wenn Ihr Angehöriger ein Einzelzimmer erhält. Bestehen Sie nach Möglichkeit darauf. Der Aufenthalt in einem Bereich mit mehreren anderen Patienten wird eine bereits schwierige Situation verschärfen.

Grundsätzlich können Krankenhäuser für Ihren Angehörigen oder Freund der beste Platz zum Sterben sein, vor allem wenn er eine spezielle pflegerische Versorgung benötigt. Haben Sie deshalb keinesfalls Schuldgefühle, wenn Sie den Sterbenden nicht nach Hause nehmen können. Normalerweise wird man Ihnen erlauben, ihn so lange zu besuchen oder an seinem Bett zu sitzen, wie Sie möchten.

Praktische Hinweise

Hier ein paar Vorschläge, wie Sie mit der Situation besser zurechtkommen können, egal ob Ihr sterbender Angehöriger in einem Hospiz, einem Pflegeheim oder in einem Krankenhaus ist.

- Stellen Sie sich vor allem darauf ein, dass Ihr eigenes Leben ersatzlos gestrichen ist! Wenn jemand im Sterben liegt, werden Sie wahrscheinlich feststellen, dass es unmöglich ist, etwas anderes zu tun oder zu denken, als mit ihm zusammen zu sein oder sich auf seinen Tod vorzubereiten. Und wenn Sie nicht bei ihm sind, werden Sie jedes Mal in höchster Alarmbereitschaft sein, wenn das Telefon läutet.
- Möglicherweise fühlen Sie sich, als würden Sie in einer Seifenblase umherwandern, unfähig, sich so wie sonst auf das „normale" Leben einzulassen. Alltagsgespräche scheinen unwichtig und schal. Mit lauten, lebhaften oder unruhigen Orten wie Supermärkten oder Restaurants kommen Sie möglicherweise schwer zurecht.
- Erklären Sie Ihren Kindern und anderen Familienmitgliedern offen, was mit Ihnen los ist. Zusätzliche Belastungen werden möglicherweise nur schwer ertragen. Die Gereiztheit kann zunehmen.
- Lassen Sie jemanden den Kühlschrank und die Essensvorräte mit Fertiggerichten und Suppen auffüllen. Wahrscheinlich steht Ihnen nicht der Sinn nach Kochen, wenn Sie nach Hause kommen. Aber sorgen Sie dafür, dass Sie jeden Tag etwas Warmes, Nahrhaftes zu essen haben. Sie brauchen Ihre Gesundheit, Ihre Kraft.
- Sagen Sie Freunden, was geschieht. Menschen sind großartig, wenn sie wissen, dass ihre Unterstützung und Hilfe willkommen ist. Es tut gut, wenn Freunde der Familie sich zu dem Sterbenden setzen. Geben Sie ihnen also die Gelegenheit zu kommen und sich zu verabschieden. Manche werden dies gerne tun. Andere nicht – sie behalten den Sterbenden lieber so in Erinnerung, wie sie ihn kannten.

- Sorgen Sie dafür, dass Ihr Mobiltelefon über ein ordentliches Gesprächsguthaben verfügt, und denken Sie daran, es regelmäßig aufzuladen. Sie werden feststellen, dass zwischen Ihnen und Ihrer Familie und Freunden viele Anrufe hin- und hergehen. Im Krankenhaus müssen diese Anrufe gewöhnlich in einem hallenden Korridor stattfinden, umgeben von rumpelnden Rollwagen und schwatzenden Menschen.
- Sorgen Sie, wenn nötig, für genügend Kleingeld für den Parkautomaten. Manche akzeptieren nur Münzen.
  Und fahren Sie vorsichtig, denn Ihre Gedanken sind mit anderem beschäftigt.

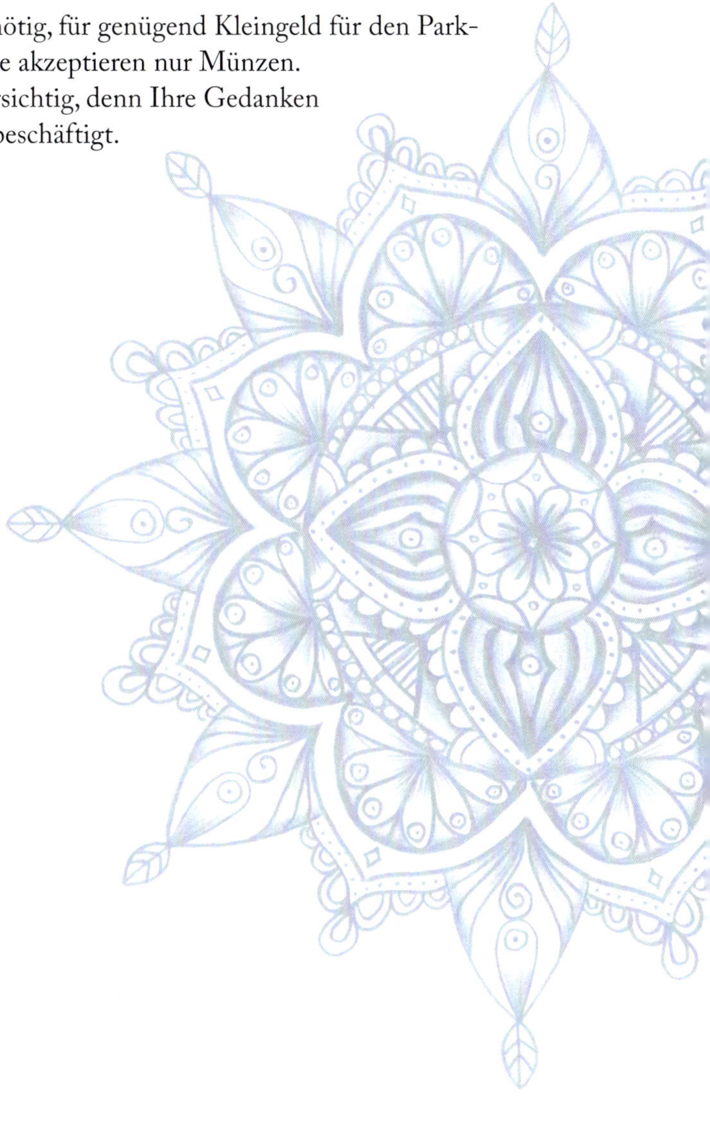

Am Bett eines Menschen, dessen Leben endet

Es kann erschreckend anzusehen sein, dass der Mensch, den Sie lieben, an eine Spritzenpumpe, Monitore und ein Beatmungsgerät angeschlossen ist. Es kann auch schwierig sein, längere Zeit bei jemandem zu sein, der halb bewusstlos ist, körperlich oder seelisch leidet und vielleicht stöhnt oder laut schreit. Möglicherweise haben Sie große Angst und fühlen sich hilflos. Oder Sie fühlen sich überfordert, verletzlich und alleingelassen, vor allem wenn das Pflegepersonal mit anderen Patienten beschäftigt ist.

- Gestatten Sie sich ausreichende Pausen. Es kann schwer sein, einen Ort zu finden, an dem Sie ungestört sind, wenn die Situation schwierig wird; in Hospizen gibt es oft Räume der Stille, und Krankenhauskapellen sind im Allgemeinen rund um die Uhr geöffnet.
- Vielleicht haben Sie Schuldgefühle, in dem Wissen nach Hause zu gehen, dass Sie diesen Menschen vielleicht nie mehr wiedersehen werden. Das ist normal. Denken Sie nur daran, sich vor jedem Gehen zu verabschieden. Es kann sein, dass diese Abschiede sich summieren, wenn die Tage dahingehen.
- Viele Krankenhäuser, Pflegeheime und Hospize verköstigen Angehörige nicht. Sandwiches, besonders solche aus dem Krankenhaus-Automaten, sind oft ziemlich fad, und um bei Kräften zu bleiben, brauchen Sie mehr als Snacks. Überlegen Sie deshalb, ob Sie nicht Ihr eigenes Essen mitbringen wollen. Die Krankenhaus-Cafeteria ist möglicherweise am Wochenende geschlossen, das örtliche Café vielleicht am Sonntag.
- Das Personal wird Sie gewöhnlich gern mit Kaffee und Tee versorgen, wenn Sie am Bett sitzen. Trotzdem möchten Sie vielleicht eine Thermoskanne mitbringen, um jederzeit etwas zu trinken zu haben. Eine ausreichende Flüssigkeitszufuhr ist wichtig, weil die Luft in Krankenhäusern und Hospizen oft sehr warm und trocken ist.
- Ziehen Sie, wenn möglich, in Mehrbettzimmern die Vorhänge um das Bett herum zu, damit zumindest ein bisschen Privatsphäre entsteht. Sagen Sie dem Pflegepersonal, dass Sie das so haben möchten.

- Bringen Sie sich ein bequemes Kissen und eine Decke mit – vor allem, wenn Sie über Nacht bleiben. Krankenhausstühle haben eine eher senkrechte Rückenlehne und sind nach ein paar Stunden extrem unbequem. Wenn Ihr Angehöriger ein Einzelzimmer hat, können Sie vielleicht zusammenrollbares Bettzeug mitbringen und auf dem Boden schlafen. **Aber klären Sie dies erst mit dem Pflegepersonal.**
- Scheuen Sie sich nicht, an die Tür des Krankenhaus-Seelsorgers zu klopfen. Er kann auch veranlassen, dass ein Priester, ein Rabbi oder ein Geistlicher einer anderen Glaubensgemeinschaft kommt und mit Ihnen spricht oder mit Ihnen und Ihrem sterbenden Angehörigen oder Freund die Sterbegebete spricht. Wenn es angebracht ist, wird er auch abends kommen, um mit dem Sterbenden zu beten, selbst wenn Sie nicht anwesend sind.
- Lassen Sie das Pflegepersonal seine pflegerische Arbeit tun. Im Allgemeinen ist es am besten, das Zimmer zu verlassen, wenn es den Sterbenden wäscht und auf andere Weise für sein Wohlbefinden sorgt. Aber scheuen Sie sich nicht, es um eine Extra-Mundpflege oder ein erneutes Umlagern zu bitten oder es zu informieren, wenn Ihr Angehöriger sich quält.
- Seien Sie vor allem nicht hart zu sich selbst. Dies ist eine sehr schwierige, herausfordernde Zeit. Telefonanrufe und Besuche werden schnell zu einem Teil Ihres Alltags, und das Ganze mag aufreibend endlos scheinen. Denken Sie dann daran, dass der Sterbeprozess im Vergleich zur ganzen Lebensspanne dieses Menschen ein kurzer, kostbarer Zeitraum ist – für Sie genauso wie für ihn.

Anregungen für Freunde

Es ist wichtig für Sie, dass Sie sich von Ihrem sterbenden Freund verabschieden können. Allerdings haben manche Familien ihre Schwierigkeiten damit, die Anwesenheit von Freunden während des Sterbeprozesses zu akzeptieren. Andere Familien sind froh und erleichtert, dass Sie da sind. Es kann sein, dass Sie sich behutsam vortasten müssen.

Wichtig ist, dass Sie die Angehörigen des Sterbenden angemessen unterstützen und nicht beurteilen, wie die Situation sie und andere Freunde emotional berührt. Es sind die kleinen Gesten der Freundlichkeit, die zählen und in Erinnerung bleiben werden.

Was Sie tun können:

- Klären Sie mit der Familie, ob es in Ordnung ist, dass Sie sich persönlich verabschieden. Vielleicht möchten Sie dazu mit dem Sterbenden allein sein, vielleicht auch andere Familienmitglieder dabeihaben. Sagen Sie ihnen einfach, was Ihnen am liebsten ist.
- Bieten Sie an, bei Ihrem sterbenden Freund am Bett zu sitzen, wenn Sie dazu in der Lage sind. Es kann für die Familie eine große Erleichterung sein. Aber seien Sie sicher, dass Sie diese Hilfe auch leisten können, denn das Zusammensein mit einem Sterbenden kann emotional belastend sein.
- Schicken Sie den Angehörigen kurze Nachrichten oder E-Mails, ohne eine Antwort zu erwarten. Für die Angehörigen ist es tröstlich zu wissen, dass Sie an sie denken.
- Bieten Sie an, auf Kleinkinder aufzupassen, Mahlzeiten für die Familie zu kochen oder Kinder zur Schule zu bringen. Vielleicht werden Sie auch gebraucht, um andere Angehörige zu dem Sterbenden zu fahren.
- Seien Sie nicht eingeschnappt, wenn man Sie nicht braucht! Oft reicht es, die Hilfe selbstlos anzubieten.

Was Sie nicht tun sollten:

- Schicken Sie keine Genesungswünsche, wenn Sie wissen, dass jemand sterben wird. Es kann die Angehörigen ziemlich erschüttern, sie zu lesen.
- Erwarten Sie nicht, dass die Angehörigen mit Ihnen stundenlange Telefongespräche führen. Sie haben genug damit zu tun, sich um den Sterbenden zu kümmern.
- Erwarten Sie nicht, dass die Angehörigen sich auf Gespräche einlassen, die nichts mit dem Sterbenden oder dessen Versorgung zu tun haben.
- Stellen Sie einem Sterbenden, der zu schwach zum Antworten ist, keine Fragen. Es kann ihn zu sehr anstrengen, mit Ihnen zu kommunizieren.
- Täuschen Sie keine falsche Fröhlichkeit vor. Seien Sie feinfühlig, und seien Sie Sie selbst.

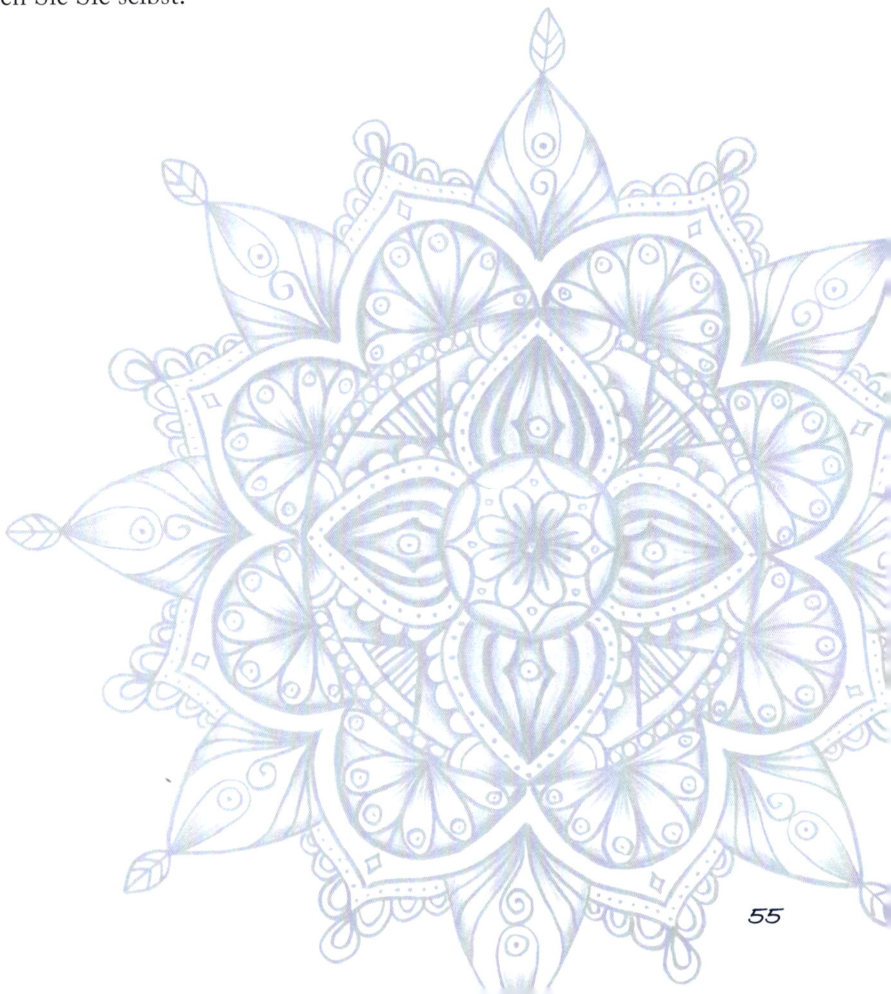

Zusammenfassung

Es ist in Ordnung, dass es Ihnen Angst macht, dem Tod Ihres Angehörigen oder Freundes entgegenzusehen. Aber es ist ein großes Geschenk, dieses Geschehen vorbereitet und zusammen mit ihm zu erleben.

- Denken Sie daran, dass das Hörvermögen oft bis zum Ende erhalten bleibt.
- Denken Sie daran, dass viele Menschen, auch solche aus den medizinischen Berufen, sich mit dem Tod immer noch sehr unwohl fühlen.
- Es kann sein, dass Sie in schwierige Entscheidungen über lebensverlängernde Maßnahmen einbezogen werden.
- Tun Sie alles Ihnen Mögliche dafür, dass der Sterbende in einer ruhigen, angenehmen Umgebung versorgt wird.
- Seien Sie sich bewusst, dass der Tod ungeklärte Familienangelegenheiten an die Oberfläche spülen kann, die lange verborgen waren.
- Seien Sie aufgeschlossen und zugewandt, wenn Ihr Angehöriger oder Freund über sein Sterben sprechen möchte. Wenn Sie glauben, dazu nicht in der Lage zu sein, sollten Sie das Pflegeteam ansprechen. Es kann Sie unterstützen.
- Hören Sie auf das, was Ihr Freund oder Angehöriger möchte oder braucht, und versuchen Sie sicherzustellen, dass diese Bedürfnisse erfüllt werden.
- Hören Sie auf das, was der Sterbende in den letzten Wochen und Tagen seines Lebens beschreibt, und bejahen Sie alles, was seiner Wahrnehmung zufolge geschieht. Es ist sein Sterbeprozess.
- Tragen Sie dazu bei, einen heiligen Raum zu schaffen, wenn der Sterbeprozess beginnt – zum Beispiel durch eine behutsame Massage, indem Sie Kerzen anzünden oder wunderschöne Musik abspielen.
- Seien Sie, wenn es angemessen ist, am Ende da, denn es kann eine enorm bereichernde Erfahrung sein.
- Es kann sein, dass Sie um den Todeszeitpunkt herum merkwürdige Phänomene wahrnehmen; das muss aber nicht so sein.

- Seien Sie sich bewusst, dass Sie sich eine Zeitlang seltsam abgehoben und der Realität entrückt fühlen können, nachdem Sie einen Sterbeprozess erlebt haben. Vielleicht stellen Sie sich auch Fragen zu Ihrem eigenen Leben.
- Wenn Sie irgendwann und vor allem nach einigen Monaten das Gefühl haben, aus Ihrer Trauer nicht herauszukommen und das Geschehen hinter sich lassen zu können, sollten Sie überlegen, ob Sie nicht professionelle Hilfe in Anspruch nehmen wollen.

und schließlich ...

Wir hoffen, dass dieser Leitfaden Ihnen helfen wird, die Herausforderungen zu meistern, die bei der Begleitung von Angehörigen oder Freunden auf ihrer Reise vom Leben in den Tod entstehen.

Dies ist nie eine einfache Zeit, und immer ist mancherlei zu bedenken. Aber auf vielen Ebenen kann es auch eine enorm bereichernde und bewegende Erfahrung sein, beim Tod eines lieben Menschen zugegen zu sein.

Unsere besten Wünsche begleiten Sie bei allem, was auf Sie zukommen mag. Und wir hoffen, dass Sie dieses ganz besondere Abenteuer in Frieden annehmen können.

Empfohlene Lektüre

Borasio, Gian Domenico:

Über das Sterben. Was wir wissen. Was wir tun können. Wie wir uns darauf einstellen. München, dtv, 2016.

Fenwick, Peter; Fenwick, Elizabeth:

Die Kunst des Sterbens. Warum die Seele offenbar weiterlebt und wie man sich schrittweise auf das Sterben vorbereitet. Hohenwarsleben, Westarp Science Fachverlag, 2021.

Kübler-Ross, Elisabeth:

Interviews mit Sterbenden. Freiburg, Br., Kreuz, 2014.

Lakotta, Beate; Schells, Walter:

Noch mal leben vor dem Tod. Wenn Menschen sterben. München, Deutsche Verlags-Anstalt, 2004.

Lommel, Pim van:

Endloses Bewusstsein. Neue medizinische Fakten zur Nahtoderfahrung. Ostfildern, Patmos, 2021.

Moody, Raymond A.:

Leben nach dem Tod. Die Erforschung einer unerklärlichen Erfahrung. Reinbek, Rowohlt, 2001.

Parnia, Sam:

Der Tod muss nicht das Ende sein: Was wir wirklich über Sterben, Nahtoderlebnis und die Rückkehr ins Leben wissen. München, Heyne, 2015.

Hier finden Sie Rat und Hilfe

Deutscher Hospiz- und PalliativVerband e.V. (DHPV)

Aachener Str. 5
10713 Berlin
Telefon: 030 8200758-0
E-Mail: info@dhpv.de
Web: www.dhpv.de

Deutsche Gesellschaft für Palliativmedizin e.V.

Aachener Str. 5
10713 Berlin
Telefon: 030 3010100-0
Web: www.wegweiser-hospiz-palliativmedizin.de

Klinische Pflegefachkräfte – Palliativmedizin

Kontaktieren Sie Ihr örtliches Hospiz für Details.

Bundesverband Trauerbegleitung e. V.

am Pfalzklinikum AdöR
Weinstraße 100
76889 Klingenmünster
Telefon: +49 55 45 6 99 01 30
E-Mail: info@bv-trauerbegleitung.de
Web: https://bv-trauerbegleitung.de

Sue Brayne

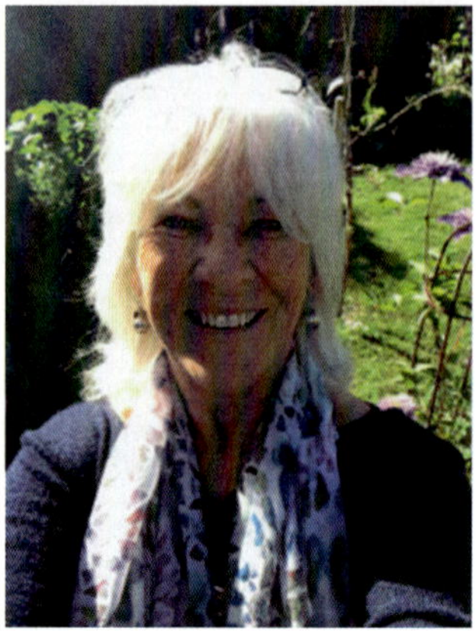

Als Autorin, Vortragsrednerin und Lebensende-Forscherin hat Sue Brayne in den vergangenen dreißig Jahren Menschen geholfen, ehrlicher und offener über den Tod, das Sterben und die Sterblichkeit zu sprechen. Sie besitzt einen Magistertitel in „Rhetorik und Rituale des Todes" sowie einen zweiten Magistertitel in Kreativem Schreiben und hat viele Jahre lang als Psychotherapeutin mit den Spezialgebieten Trauma, Trauer und Verlust gearbeitet. Heute moderiert sie Online-Cafés zum Thema Tod und erstellt einen Podcast, in dem es um die Akzeptanz der eigenen Sterblichkeit geht. Sie ist außerdem Urheberin der Granny-Mo-Bilderbuchserie, die Erwachsenen und Kleinkindern hilft, miteinander über den Tod und das Sterben zu sprechen.

Dr. Peter Fenwick

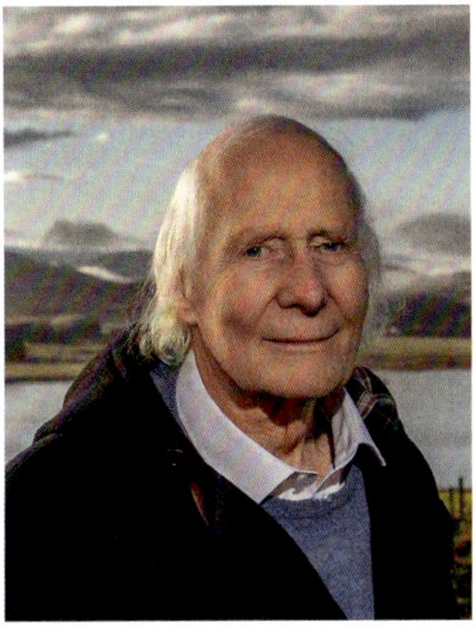

Dr. Peter Fenwick ist Fellow am Royal College of Psychiatrists in London und hat vor allem in den Bereichen Neuropsychiatrie und Epilepsie gearbeitet. Er war Berater am St. Thomas Krankenhaus und am Westminster Krankenhaus sowie viele Jahre lang am Maudsley-Krankenhaus, am Institut für Psychiatrie des King's College, am Radcliffe-Krankenhaus in Oxford und am Fachbereich für Neuropsychiatrie der Universität Southampton. Er interessiert sich schon lange für die Erfahrungen am Lebensende sowie für Nahtoderfahrungen und wirkte am ersten Dokumentarfilm über Nahtoderfahrungen mit, der 1987 in Großbritannien gezeigt wurde. Heute ist er an einem multidisziplinären Projekt beteiligt, das Lebensende-Erfahrungen und ihre Bedeutung für Sterbende und Hinterbliebene erforscht.

Ebenfalls im **WESTARP SCIENCE FACHVERLAG** erschienen:

Sue Brayne

Oma Mo

Wird Teddy sterben?

1. Auflage 2021
32 Seiten, Heft, Bilderbuch

ISBN: 978-3-86617-187-9

Preis: 12,95 €

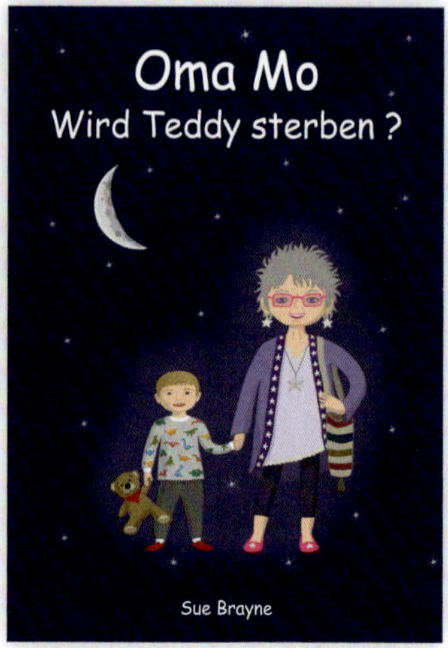

Jack hat eine GROSSE Frage zu Teddy, die ihn hellwach hält. Er möchte wissen, ob Teddy eines Tages sterben wird, aber er ist sich nicht sicher, wen er danach fragen soll.
Hier kommt Oma Mo zu Hilfe. Sie weiß genau, was sie sagen muss und wie sie es sagen muss, damit Jack und Teddy zusammen kuscheln und einschlafen können.
Oma Mo liegt es sehr am Herzen, die Gefühle und Erfahrungen kleiner Kinder zu ehren und zu respektieren, besonders wenn sie mit Tod, Trauer und Verlust konfrontiert sind.

Dieses Buch hilft, die großen Fragen zu beantworten, die Kinder oft über Tod, Sterben und Verlust stellen. Deshalb ist es eine wertvolle Ressource für jedes Zuhause, jeden Kindergarten, jede Schulbibliothek, jedes Hospiz und jede Trauerorganisation.

Empfohlen für: *Kinder im Vorschulalter und Grundschulalter, Eltern und Großeltern, Kindergärten, Kindertagesstätten, Schulen, Hospize, Trauerorganisationen*

Ebenfalls im WESTARP SCIENCE FACHVERLAG erschienen:

Peter Fenwick & Elizabeth Fenwick

Die Kunst des Sterbens

Warum die Seele offenbar weiterlebt und wie man sich schrittweise auf das Sterben vorbereitet

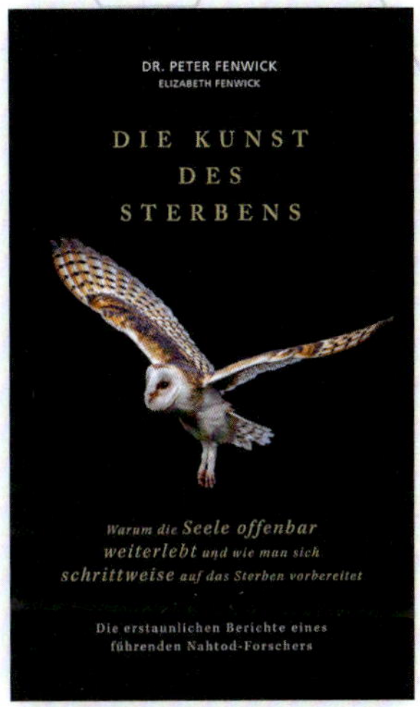

1. Auflage 2021
336 Seiten, Paperback

ISBN: 978-3-86617-184-8

Preis: 23,95 €

Gibt es eine Kunst zu sterben? Und wenn ja, was können wir tun, um einen guten Tod zu erfahren?

Der renommierte Neuropsychiater Dr. Peter Fenwick stellt in diesem Buch die provokative These auf, dass das Bewusstsein möglicherweise unabhängig vom Gehirn ist und so den Tod des Gehirns überleben kann – eine Theorie, die die wissenschaftliche Gemeinschaft gespalten hat. Fenwicks Forschung befasst sich mit den Phänomenen des Lebensendes und seine überzeugende Argumentation stützt sich auf zahlreiche Berichte und Nahtoderfahrungen von Sterbenden sowie die Erfahrungen von Hospiz- und Palliativpflegern und Verwandten sterbender Menschen.

Die Kunst des Sterbens zeigt, dass wir dem Tod mit einem friedlichen und ungestörten Geist begegnen können. Dieser Tod ist nichts Endgültiges, sondern eine hoffnungsvolle Reise nach Anderswo, die neugierig macht.

Dr. Peter Fenwick ist ein international renommierter Neuropsychiater und Fellow des Royal College of Psychiatrists. Er ist Großbritanniens führende klinische Autorität für Nahtoderfahrungen und Präsident des britischen Zweigs der International Association for Near-Death Studies. Er war auch am Maudsley Hospital, am John Radcliffe Hospital und am Broadmoor Special Hospital for Violent Offenders tätig.